COACHING HOLÍSTICO

Shiou Hsing

baseado na filosofia da
Medicina Tradicional Chinesa

CB013170

Dados Internacionais de Catalogação na Publicação (CIP)
(Câmara Brasileira do Livro, SP, Brasil)

Jia, Jou Eel
  Coaching holístico – *Shiou Hsing*: baseado na filosofia
da Medicina Tradicional Chinesa / Jou Eel Jia. – 5. ed. –
São Paulo: Ícone, 2019.

  Bibliografia
  ISBN 978-85-274-1223-0

  1. Medicina alternativa. 2. Medicina chinesa. 3. Medicina holística. 4. Saúde – Obras de divulgação. 5. Saúde –
Promoção. I. Título.

12-12657   CDU – 613

Índices para catálogo sistemático:
1. Medicina holística: Promoção da saúde   613

DR. JOU EEL JIA

COACHING HOLÍSTICO
Shiou Hsing

baseado na filosofia da
Medicina Tradicional Chinesa

5ª edição
São Paulo
2019

© Copyright 2019
Ícone Editora Ltda.

Capa
Marisa Villas Boas

Diagramação
Richard Veiga

Revisão
Juliana Biggi
Saulo C. Rêgo Barros

Proibida a reprodução total ou parcial desta obra, de qualquer forma ou meio eletrônico, mecânico, inclusive por meio de processos xerográficos, sem permissão expressa do editor. (Lei nº 9.610/98)

Todos os direitos reservados para:
ÍCONE EDITORA LTDA.
Rua Javaés, 589 – Bom Retiro
CEP: 01130-010 – São Paulo/SP
Fone/Fax.: (11) 3392-7771
www.iconeeditora.com.br
iconevendas@iconeeditora.com.br

AGRADECIMENTOS

Aprendi com meu mestre que o âmago da vida é a gratidão! E que através dela o nosso coração se abre, com ternura, carinho e devoção. E aí construímos nossa crença que é baseada na honra e na lealdade. A vida sem honra e lealdade não é nada! A gente se perde no meio da incompreensão e da intolerância, por isso me sinto muito honrado, pois ao longo de 30 anos cuidando de pessoas, tive a oportunidade de ser médico e aprender com a experiência de mais de 35 mil consultas a arte de viver, de amar e perdoar.

Quero agradecer aos meus filhos o Shan, Mei e a Dr.ª Suelyen, por suportarem minha ausência enquanto mergulho na viagem deste livro, também quero agradecer a Sandra, minha companheira e parceira que acrescentou muita luz a este livro, não posso esquecer do Dr. Kleber Leme Dutra que me acompanha ao longo dos últimos 14 anos com paciência e devoção, e ultimamente anda lendo e relendo rabiscos deste livro, também a Getulia Penteado que contribuiu com vários exemplos e histórias neste livro. Por isso faço uma reverência: Com sabedoria e compaixão diante de minhas emoções me curvo! Na vida de um homem independente do casamento, separação, divórcio ou falecimento de seus pais, há dois capítulos que alteram completamente o rumo de sua vida, um é o nascimento de seus filhos e o outro é o nascimento de seus netos, é a formação de uma nova geração na família, mantendo a tradição, me sinto honrado de cumprir este processo de evolução e quero homenagear o meu neto Cauê, que antes de chegar já é inspiração!

E é claro, agradeço a Deus por poder entregar este livro a vocês.

Om Mi To Fo

APRESENTAÇÃO À QUINTA EDIÇÃO

Estamos em 2019 e o mundo ainda não acabou... já estamos na quinta edição do livro *Coaching Holístico*! Muitas coisas mudaram e temos observado os protestos nas ruas, a insatisfação geral, a pressão social e econômica... todos esses episódios acabam afetando nossa vida diária. Apesar de serem acontecimentos externos, eles geram uma resposta interna, o que influencia a psique das pessoas e acaba alterando a percepção e a interpretação da realidade, que está em constante mudança. Espero que este livro ajude a ampliar a consciência, o *ch'i*, dos leitores, para que possamos construir um mundo melhor.

DJ

PREFÁCIO

Um verdadeiro convite à reflexão sobre a nossa vida agitada, abrindo a mente e o coração para questões importantes presentes no dia a dia, que muitas vezes passam despercebidas e podem causar desgaste emocional, físico e psíquico.

As sábias palavras do Dr. Jou Eel Jia propõem um olhar atento às inquietações do homem moderno e da importância de se acreditar em seus valores para conquistar e manter uma vida equilibrada, em paz consigo mesmo e com todos a sua volta, para "acalmar um coração medroso e dissolver a tristeza e a preocupação", alcançando desta forma o sucesso e a felicidade.

Dr Jou, é uma honra prefaciar este livro tão bem escrito e que traz tantos ensinamentos importantes. Com certeza essa leitura contribuirá para melhorar a vida de muitas pessoas.

Com carinho,

Lu Alckmin

Primeira dama do Governo do Estado de São Paulo
Presidente do Fundo Social de Solidariedade
do Estado de São Paulo

APRESENTAÇÃO

Não foi sem elevada dose de desconfiança que, em 1978, cheguei ao consultório do Dr. Jou. Médico recém-formado em conceituada Escola de Medicina ocidental, iniciava sua vida profissional atendendo em um cômodo de sua residência como acupunturista. Simples e humilde – como é até hoje, aquele jovem doutor se propunha a "curar com agulhas".

Minha resistência não durou muito. Pouco tempo depois o numero de "curas" em familiares ou em pessoas próximas já era elevado, incluindo casos tidos como incuráveis. Desde então "não abro mão" das sessões. Muitos me perguntam "que doença você tem para ir toda semana à acupuntura?" Eu lhes digo que o motivo não é porque tenho algo e sim para não ter ! Para buscar o equilíbrio em minha vida.

E este equilíbrio não é obtido somente pela pratica da acupuntura, mas também por outros ensinamentos que ao longo destes mais de trinta anos de convivência tenho recebido e que, agora, para a felicidade de todos nós, Dr. Jou nos oferece de maneira sistematizada e de fácil compreensão nesta obra.Tendo como fundamento que a energia é o propulsor de uma vida saudável, nos mostra que o estresse, em especial aquele causado por tristezas e preocupações, descarrega a energia acelerando o envelhecimento e o aparecimento de doenças. Magoas e medos adquiridos em nosso passado e que conflitam com nosso presente geram bloqueios que dificultam a circulação de nossa energia. Com um texto claro e inquestionável o autor nos diz que a todo instante somos alimentados pelos sabotadores. Que inconscientemente nós mesmos criamos.

Não são raros os momentos em que, nos sentindo alegres, somos tomados por sentimentos de culpa ou de medo como que anunciando iminentes adversidades à frente. A grande maioria destes sentimentos é decorrente de imagens mentais do passado. Assim, vivemos procurando desculpas para todas nossas ações e fugimos do enfrentamento daquilo que nos leva a ilusão de nossas mentes.Da leitura concluímos que precisamos e podemos ter coragem para abandonar as desculpas e parar de repetir os mesmos erros pretéritos.

Dispensar as imagens mentais negativas enfrentando "cara a cara" nossos problemas. É fácil fazer isto? Transformar o íntimo das pessoas é um processo simples?

O *Coaching Holístico* é uma ferramenta que nos permitirá desarmar nossos bloqueios e afastar os sabotadores ao consolidarmos nossa força interior que nos trará motivação, autoconfiança, desabrochará nossos talentos, nos transformará. Meditação, Lien Ch'i, Dietoterapia e Fitoterapia são instrumentos abordados em capítulos específicos que podem transformar uma pessoa doente e debilitada numa pessoa saudável e forte. Depois destas mais de três décadas de aprendizado já posso me considerar eficiente e eficaz? Já consigo vencer sempre os grandes vilões, os bloqueadores e os sabotadores? Ainda falta um tanto. Mas como diz o Dr. Jou "para vencer na vida o que importa é o quanto aguentamos apanhar e continuar lutando".

Este livro nos ensina como conseguir isto!

Eduardo San Martin
Engenheiro com especialização em gerenciamento ambiental e em controle de poluição, esteve na Diretoria da CETESB, está Diretor de Meio Ambiente da FIESP e do CIESP (Federação e Centro das Industrias do Estado de São Paulo) e do SPFC (São Paulo Futebol Clube)

* * *

Dr. Jou começa seu livro com um conto chinês de sua infância. Eu também quero começar meu depoimento com um. É, na verdade bem conhecido. Apenas desejo que você, leitor, o tenha em mente quando eu disser o que quero lhe dizer sobre o Dr. Jou e sua obra.

O conto fala sobre um monge e seus discípulos que iam por uma estrada e, quando passavam por uma ponte, viram um escorpião sendo arrastado pelas águas. O monge correu pela margem do rio, meteu-se na água e tomou o bichinho na mão. Quando o trazia para fora, o bichinho o picou e, devido à dor, o monge deixou-o cair novamente no rio. Foi então o monge tomou um ramo de árvore, adiantou-se outra vez a correr pela margem, entrou no rio, recolheu o escorpião e o salvou. O monge voltou a juntar-se aos discípulos na estrada. Eles haviam assistido à cena e o receberam perplexos e penalizados.

— Mestre, deve estar doendo muito! Porque foi salvar esse bicho ruim e venenoso? Que se afogasse! Seria um a menos! Veja como ele respondeu à sua ajuda! Picou a mão que o salvava! Não merecia sua compaixão!

O monge ouviu tranquilamente os comentários e respondeu:

— Ele agiu conforme sua natureza, e eu de acordo com a minha.

A natureza daquele escorpião era de picar; a do monge era de salvar. A do Dr. Jou é de curar. Ele me curou de um AVC em apenas 3 semanas! Até ler este livro, eu acreditava que a natureza dele era de salvar só com agulhas. Agora sei que ele tem o dom de faze-lo também com palavras. Aproveite. A oportunidade está exatamente em suas mãos!

Inês Cozzo Olivares

Diretora e sócia-fundadora da T'AI Consultoria (desde 1994)
Presidente da ABNB – Associação Brasileira de Neuro *Business*

***

Nosso modelo de vida atual, cada vez mais fragmentado, especializado e com visão de curto prazo, tem trazido um enorme custo para as pessoas: sua saúde.

A nova obra do Dr. Jou traz uma contribuição de valor incalculável: a busca do EQUILÍBRIO.

Em outras palavras, ele nos ajuda a conseguir a melhor adaptação possível às permanentes mudanças do ambiente pessoal, profissional, financeiro, familiar, espiritual.

Há anos tenho seguido as recomendações do Dr. Jou e isso tem transformado profundamente minha vida!

Boa leitura... e ótima saúde!

Ruy Shiozawa
CEO – Great Place to Work® Brasil

***

Quando mudamos a nossa percepção, a transformação se faz presente e a consciência se expande. Esse magnífico livro, que apelidei de "conteúdo de sabedoria", tem um linguajar simples, mas de imensa profundidade, pois nos permite mergulhar dentro de nós e, amorosamente, curar as nossas feridas e assim poder celebrar a alegria de viver plenamente, com equilíbrio e feliz.

Dr. Jou, sua inspiração e conhecimento coloca luz na escuridão e, quem estiver aberto a usufruir, que sinta verdadeiros milagres ocorrerem em suas vidas.

Luiza Nizoli
Presidente da Apdata do Brasil

***

Mais uma vez, Dr. Jou nos brinda com sua generosidade e sabedoria ao escrever esse livro que, tenho certeza, chegará em boa hora para muitos leitores e/ou pacientes, da mesma forma que chegou para mim. Ele nos enche de entusiasmo e alegria, levando-nos à reflexões profundas e nos auxilia a identificar as reais causas de nossos desequilíbrios. O destaque para o processo de auto-sabotagem a que nos subjulgamos, por vezes de forma inconsciente, traz uma dimensão clara e límpida dos fatores que tanto nos impedem de ter uma vida mais harmoniosa e feliz.

Malu Sanches

Executiva de RH da Abril Educação

***

Dr. Jou é um pioneiro, deixa uma trilha por todos os lugares onde passa, dedica sua vida a plantar sementes em nossos corações. Sabe, que uma vida plena requer consciência do papel que desempenhamos no universo. O *Coaching Holístico* é uma oportunidade para florescer dentro de nós algo novo, permitir retomar as rédeas de nossas vidas e redesenhar nosso destino. Com uma simplicidade desafiadora coloca nas mãos do leitor as ferramentas necessárias para mudar sua vida, sua alma.

Suzy Forrest

ÍNDICE

PARTE I

Capítulo 1
O planeta está doente. As pessoas estão doentes, **31**

Capítulo 2
Vamos conhecer a Medicina Tradicional Chinesa, **43**

Capítulo 3
O Cérebro e a Mente, **61**

Capítulo 4
Cérebro e mente: Quem é quem?
Vamos separar as partes!, **77**

Capítulo 5
Eficiente e eficaz – 高效和有效的, **93**

Capítulo 6
Bloqueadores – 鎖定, **105**

Capítulo 7
Sabotadores – 破壞者, **141**

PARTE II
Vamos resgatar sua harmonia, equilíbrio e paz, **190**

Capítulo 8
O que é *Coaching Holístico* através do *Shiou Hsing?*, **191**

Capítulo 9
Meditação, **217**

Capítulo 10
Lien Ch'i em oito movimentos, **243**

Capítulo 11
Dietoterapia: terapia através da alimentação, **261**

Capítulo 12
Fitoterapia – 植物療法, **279**

Referências, 315

Bibliografia, 316

Responda por favor.

Caro leitor,

Antes de iniciar a leitura deste livro, responda com sinceridade:
Você está feliz?
Você está pleno?
Você está satisfeito?
Você está alegre?
Você está realizado?
Você está seguro?

Se todas as respostas foram afirmativas, então pare e não leia mais...

Mas se você disse não, ainda que uma ou duas vezes, continue!

Você sente certo mal-estar quando exposto diante de um público desconhecido, e duvida com frequência da sua capacidade?

Você tem dificuldades para tomar iniciativas ou fica apreensivo diante de situações novas?

Você já levanta cansado, faz as coisas muito devagar e um grande esforço para fazer coisas simples?

Você tem sono com muitas interrupções, pesadelo ou dorme pouco: insônia; sono excessivo?

Você já teve uma sensação de tristeza, desmotivação e súbita crise de pânico?

Se tiver uma ou mais afirmações, então vamos continuar a leitura...

Quero mudar minha vida, mas não sei como...

Tenho a sensação de que estou sendo punido e me sinto decepcionado comigo mesmo.

Eu me culpo sempre por minhas falhas e sou crítico em relação a mim mesmo devido a minhas fraquezas ou meus erros.

Costumava ser capaz de chorar, mas agora não consigo, mesmo que o queira.

Preocupo-me com problemas físicos. Acho que estou sempre com alguma doença grave.

Perdi a esperança e a fé. Não vejo sentido na vida e penso muito na morte.

Quando falo com outras pessoas, só falo em doenças, remédios e tragédias.

Estou bem menos interessado em sexo atualmente. Sinto-me sem energia.

Veja se estas afirmativas têm a ver com você. Não todas, é claro!

Como posso melhorar minha vida e me sentir mais feliz?

SOCORRO, DOUTOR!

Agora sim, vamos ler este livro.

Dr. Jou Eel Jia

O ESCULTOR E O MESTRE

Vou contar uma história que ouvi na minha infância, do famoso escultor chinês LingLian.

Quando ele era jovem, fazia esculturas espetaculares, mas nunca recebeu prêmios e jamais teve sucesso e reconhecimento.

Após anos de ressentimento, percebeu que algo estava bloqueando e sabotando sua arte. Então resolveu estudar com o Mestre Ch'an para entender o que estava acontecendo na sua vida.

Sabendo da história do jovem, o Mestre simplesmente colocou uma pedra preciosa na mão do escultor e pediu que ele a segurasse com toda a força, sem olhar para as mãos.

Assim procedendo, começou a conversar com o jovem sobre diversos assuntos, de arte a astrologia.

O jovem escultor tornou-se impaciente, pois, com o passar dos dias, nada aprendia com o Mestre, a não ser a segurar diversas pedras preciosas durante suas conversas.

Ao final de três meses, o jovem sentiu diferença na textura das pedras, abriu as mãos e olhou para elas. Ao perceber que desta vez as pedras que o Mestre lhe dava para segurar eram pedras comuns, sem nenhum valor, sentiu-se enganado e decidiu abandonar os estudos. Disse ao Mestre:

— Mestre, isto não são pedras preciosas.

O Mestre respondeu:

— Finalmente você aprendeu a primeira lição, isto é, olhar com as próprias mãos. É assim que deve proceder quando estiver entalhando sua escultura, é isso que vai dar vida ao seu trabalho, é o que estava lhe faltando. Volte daqui a três anos, meu jovem artista, você já está preparado para a Vida.

Três anos mais tarde, LingLin voltou com um presente para o Mestre, a escultura de KuanYin, a mais premiada de todos os tempos.

Diz a lenda que o olhar de KuanYin acompanha o visitante, na posição em que ele estiver, por todo o percurso da sua visita ao Templo.

Aqui começa a nossa história, através da sensibilidade das mãos de LingLin que existe no coração de cada um de vocês, quero lhe apresentar uma nova forma de olhar, ao redor do nosso mundo...

— Dê-me suas mãos e vamos caminhar juntos.

A arte de viver começa com o treinamento da percepção, da interpretação da realidade subjetiva de cada um e finaliza-se com a prática de humildade, serenidade, quietude e naturalidade. Não basta olhar, é preciso enxergar; não é suficiente ouvir, mas saber escutar; não é suficiente tocar, mas sentir. Na China, os grandes Mestres ensinaram que os sentidos passam pela mente e pelo coração. O que os ocidentais chamam de sensibilidade os mestres chineses chamam de *XIN*, cujo ideograma chinês quer dizer coração, relacionado à sensibilidade, mas ao mesmo tempo significa "Mente" 心. Coração, o órgão, chama-se *XIN ZHANG* 心 脏.

ADMIRÁVEL MUNDO NOVO! ADMIRÁVEL?

Nos últimos anos, presenciamos um avanço vertiginoso da tecnologia, principalmente da Internet. A população mundial, até o fim de 2012, segundo dados da ONU, será de sete bilhões de pessoas! Parece que o Planeta encolheu, que as distâncias encurtaram, que o tempo passa mais rápido!

Os gênios dos séculos XX e XXI, Bill Gates, Steve Jobs e Mark Zuckerberg (Facebook), em curtíssimo espaço de tempo revolucionaram os meios de comunicação. Hoje qualquer pessoa, em qualquer parte do planeta, recebe milhares de informações, em minutos ou até em tempo real, a não ser que não queira usar um celular minúsculo, que também é um computador, uma câmera, um aparelho de som e mais um monte de coisas novas que já estarão no mercado amanhã de manhã, tornando obsoleto tudo o que conhecemos hoje ou o que nem tivemos tempo de conhecer.

A rapidez da revolução tecnológica atual e o volume de informações diárias inviabilizam que acompanhemos tudo com a mesma eficácia da geração Y e Z – os que acabam de nascer!

Por meio das redes sociais qualquer pessoa pode se comunicar com o mundo, interagir positiva ou negativamente.

Mas até que ponto o progresso científico e tecnológico trouxe benefícios aos seres vivos? O ser humano está melhor? Mais saudável? Mais feliz? Ou mais individualista, solitário, egocêntrico e doente?

A mesma Internet que aproximou virtualmente as pessoas gerou um distanciamento social terrível e um vazio interno... Quase não existe o contato pessoal, o ver de perto, sentir o outro, tocar, reunir pessoas na sala de visita para ouvir um "disco" ou CD e comentar, ler poesias, estudar em grupo, assistir a um filme, tocar e cantar. Todas essas deliciosas atividades eram normais no século XX, quase diárias. Parentes, amigos, colegas, vizinhos e namorados não precisavam marcar hora para passarem em nossas casas. Bastava tocar a campainha ou bater palmas no portão e dizer: — Alô pessoal, tudo bem? Vim filar uma boia — ou — Passa lá em casa hoje à noite. Aí, um ligava para o outro, no velho e saudoso telefone fixo e sem gastar muito dinheiro, nem combustível, nem tempo. As pessoas encontravam-se para trocar informações e cultura, criavam laços afetivos eternos, riam e choravam juntas, trocavam energia! O que é impossível através da tela de um computador ou celular.

Não havia tanta solidão como hoje, em pleno século XXI, com bilhões de pessoas habitando o Planeta Terra.

A maior parte dos habitantes das grandes cidades se isola em seus condomínios fechados, protegidos com grades, vigiados por câmeras e seguranças. Dentro dos apartamentos, cada membro de uma mesma família se isola em seu quarto, com sua própria TV e seu computador. Mal se falam. E, quando interagem uns com os outros, são apenas assuntos referentes à rotina diária: "Pagou o colégio das crianças"?, "Precisa comprar isto ou aquilo", "Mande fazer revisão de carro" – e assim por diante, as pessoas cuidam do carro, mas não cuidam da própria saúde...

A família feliz, reunida para o café da manhã, almoço e jantar, atualmente, só acontece nas novelas da Rede Globo e nos comerciais de margarina.

DESDE QUE COMECEI A CLINICAR HÁ TRINTA ANOS...

Conheci muita gente que mudou de vida para melhor e que muitas perspectivas de mudanças econômicas, políticas e sociais anunciam um Brasil novo, moderno e próspero. Avanços da tecnologia também permitiram que a medicina evoluísse. Os laboratórios aumentaram e hoje a indústria farmacêutica é um segmento da economia mundial, altamente lucrativo. Mas doenças antigas e novas continuam sem soluções definitivas.

Há muita gente sofrida e amargurada nos consultórios médicos, de laboratório em laboratório em busca de diagnósticos, de hospital em hospital em busca de tratamentos. A maior parte da população mundial não tem acesso aos planos de saúde dignos! Infelizmente, no Brasil, também nos EUA e na Europa, diante da crise econômica, os Governos não providenciaram meios e recursos para priorizar a saúde pública. Há pacientes aguardando tratamentos e cirurgias nos corredores dos hospitais, mesmo nos particulares! Parece que, enquanto a tecnologia e a ciência avançaram, o mundo foi ficando cada vez mais doente.

TEMOS DE ENCARAR A REALIDADE

Estatísticas demonstram que o homem contemporâneo pode viver até 100 anos ou mais. É verdade, a população de idosos no mundo todo aumentou. No Brasil também, mas não se desenvolveu uma estrutura para lhes dar qualidade de vida e saúde. A maioria dos idosos não tem aposentadoria digna; necessitam de cuidados médicos, remédios, enfermeiros e casas de repouso. Como não há recursos, são abandonados nos poucos asilos públicos que existem, sem a menor qualidade de vida, à espera da morte.

Viver muito é ótimo, mas com saúde! Para termos longevidade saudável, é preciso prevenir doenças em vez de remediá-las. Isso é bem mais fácil e menos oneroso ao bolso do contribuinte e aos Governos.

Os ricos também adoecem! Nome da próxima novela do SBT? Não. Infelizmente não é ficção. Ricos, milionários e bilionários adoecem e morrem como qualquer cidadão, pois também são filhos de Deus.

Tenho clientes que conseguiram alcançar sucesso profissional, estabilidade financeira, felicidade no casamento, filhos saudáveis, mas sofrem de depressão e síndrome do pânico, a doença do século XXI, uma espécie de câncer do espírito. Essas enfermidades da mente, além de provocarem um sofrimento absurdo nas pessoas, podem levar à morte, pois acarretam doenças físicas. Os medicamentos utilizados para depressão e síndrome do pânico são paliativos. Eles não curam! Aumentam a produção ou a recaptação de serotonina, que é um neurotransmissor que regula humor, sono, apetite, atividade sexual, temperatura, coração e função intelectual, e é produzida pelo próprio cérebro, e provoca uma sensação de alívio e alegria por certo tempo, a mesma sensação que sentimos após uma barra de chocolate e uma xícara de café!

Uma vez suspensa a medicação, há recaídas, e é exatamente aí que mora o perigo de um surto mais grave que pode levar o paciente ao suicídio. Mas não se desespere. Sempre resta uma esperança! Se você permitir, como guia, irei apontar a você os meandros da saída destes sofrimentos.

Conheço também pessoas que parecem viver em harmonia e felizes, cultivando pensamentos e sentimentos positivos de que a vida é bondosa. Apreciam as pessoas queridas à sua volta e usufruem os pequenos prazeres do cotidiano, sonham com seus projetos de vida compartilhando suas intimidades e fortalecendo seus relacionamentos profissionais e afetivos. Vi muitas pessoas construírem grandes fortunas e outras, perderem. Algumas são solteiras, outras casadas, divorciadas; algumas têm um dom especial que as tornou conhecidas, outras continuam no anonimato. Todas já passaram por frustrações, fracassos, decepções, perdas e dores; entretanto, essa gente parece ter algum tipo de habilidade em lidar com obstáculos e problemas; são capazes de dar um significado, uma crença às suas vidas. Colocam seus verdadeiros valores acima de qualquer situação de cobrança; como se tivessem uma relação íntima com seu *Self* e com as pessoas a sua volta. Transformam as decisões de sua vida em sucessos e realizações.

Como algumas pessoas são capazes de "levantar, sacudir a poeira e dar a volta por cima" – como naquele famoso samba de Paulo Vanzolini – e de transformar rapidamente a adversidade em sucesso, enquanto a maioria permanece estagnada?

Para minha surpresa, elas não têm nada a ver com os ensinamentos que eu tinha aprendido na escola ou nas teorias e técnicas dos livros. Descobri que a chave do sucesso dessas pessoas está em suas crenças e na convicção de seus valores.

Valores e crenças são estados mentais e conceitos agregados na nossa vida que criam e influem na formação de nossa personalidade. Estão no núcleo de quem somos e seremos e muitas vezes são expressos em termos abstratos:

amor, amizade, lealdade, honra, integridade, honestidade, diversão, saúde, prazeres e sensação de liberdade.

Neste livro, vamos mostrar os caminhos que podem levar as pessoas a ter uma vida mais harmoniosa e feliz, reencontrar a sua paz interior e conquistar a sua realização, por meio de sua força transformadora.

Parte I

Capítulo 1

O PLANETA ESTÁ DOENTE. AS PESSOAS ESTÃO DOENTES

Nosso planeta sofre de muitas doenças modernas. Como médico, conheço a medicina ocidental e também a medicina chinesa, que exerço há mais de trinta anos.

Minha crença e a prática da medicina tradicional chinesa baseiam-se nos princípios da filosofia do budismo, taoismo e confucionismo.

Na realidade, toda a cultura e a arte chinesa são construídas sobre três pilares do pensamento:

Budismo + Taoismo + Confucionismo

Não apenas a medicina chinesa segue esses princípios e pensamentos, mas também a engenharia (os pagodes, edifícios, etc.), as artes (esculturas, pinturas e caligrafia). Os três pilares e suas influências estão por toda a China. Podemos afirmar que sem o Budismo, o Taoismo e o Confucionismo não haveria a formação da civilização chinesa, que é preservada até os dias de hoje.

Há cinco mil anos a medicina chinesa previne e trata doenças físicas, mas não se limita a isso. Ela também reconhece as mais destrutivas enfermidades para a saúde e a felicidade.

Desde meu tempo de estudante de medicina acredito na prática da filosofia da medicina tradicional chinesa, que tem por diretriz a ideia de que as pessoas adoecidas são aquelas que:

- Perderam a paz de espírito, e a mesquinhez recheada de cobiça e ganância infiltrou-se na sua alma.
- Perderam o controle da raiva, e o ódio, a mágoa ocupou seu coração cheio de aflições;
- Perderam a harmonia interior, assaltadas pelas preocupações e desesperanças.

Elas têm muita dificuldade em:

- Viver com simplicidade, humildade e oferecer tolerância aos demais;
- Suportar as dificuldades da vida;
- Evitar a competição e a ganância;
- Reconhecer os momentos em que a quietude é apropriada;
- Manter um saudável equilíbrio do *Ch'i* (energia);
- Reorientar percepções errôneas;
- Eliminar o medo da doença, do sofrimento e da morte.

Parece mais claro agora como diagnosticar as enfermidades do mundo moderno, que precisam ser tratadas: doenças ambientais como a poluição e a destruição dos recursos naturais, poluição sonora, visual, etc. Doenças sociais como o materialismo, as desigualdades sociais e preconceitos raciais, etc., que geram violência. Também as doenças educacionais, que causam traumas e sequelas nos alunos e também nos professores, quando não há respeito pela autoridade. Doenças familiares: pais repressores que abusam de seus filhos e os espancam, degradação familiar, vícios, infidelidade, ausência dos pais, excesso ou carência de bens materiais. Doenças mentais: inveja, desconfiança, ressentimento e ganância, uso de drogas.

Há inúmeras doenças religiosas, que incluem práticas supersticiosas, o uso indevido dos textos religiosos em prol da ganância e corrupção, aquelas crenças que impõem medo e culpa, sobretudo a intolerância... Também geram doenças como a falta de espiritualidade, fé ou crença, que conduzem à Iluminação.

Em poucas palavras:

As causas de todas essas doenças estão fundamentadas no desequilíbrio. A natureza não admite o desequilíbrio, ela se reconstrói, se regenera. Mas, com os seres humanos, é bem mais complicado, nós adoecemos e morremos.

"Toda doença, mesmo as que se refletem no corpo, tem suas raízes na atividade mental desequilibrada. A saúde vem de uma mente equilibrada."

O que nos impede de termos uma mente equilibrada e um corpo saudável?

UMA VISÃO CONTEMPLATIVA PARA UM FUTURO PRÓXIMO

Parece que a nossa vida é uma tentativa aleatória de tomada de decisões, de saber medir a nossa autocobrança e exigências contra nosso ambiente cotidiano e solicitações das emoções interiores. Sendo assim, a nossa vivência do dia a dia já é um milagre da Natureza nas suas transformações e evolução. A força do milagre está na maneira de vermos e sentirmos o mundo ao nosso redor. Se não aceitamos as dificuldades e obstáculos diários, isso significa que não queremos crescer e nos tornarmos uma pessoa melhor.

Muitas vezes os problemas e obstáculos em nossa vida são as formas que a Natureza utiliza para testar nossa capacidade de agir, pensar e solucionar os conflitos.

Em tempos de globalização, quase quatro em cada dez pessoas já tiveram ataque de ansiedade nos países industrializados.

Pesquisa recente, realizada em 2012, pelo Instituto de Psiquiatria do Hospital das Clínicas:

As Síndromes de Transtorno de Ansiedade estão presentes em 20% da população; entre elas, a síndrome do pânico, que ocorre em pessoas que sofrem algum tipo de fobia como a de estar em lugares fechados, andar de avião, de elevador, etc.; a fobia social; que é o medo de falar em público e a síndrome pós-traumática, que ocorre com aquelas pessoas que foram assaltadas, feitas reféns, que sofreram acidentes graves, perderam alguém de forma trágica, etc.; há também os transtornos de compulsões e obsessões, que são pensamentos, ideias ou imagens constantes que invadem a mente de certas pessoas – são exemplos dessas ideias recorrentes as dúvidas que sempre retornam (se fechou a torneira ou o gás, se fechou a porta, etc.), as fantasias de querer fazer algo que considera errado (cortar-se, machucar alguém, cuspir, xingar, despir-se, etc.), o ato de lavar as mãos, que muitas vezes é a tentativa de aliviar um pensamento repetitivo de que se está sujo.

Depois vêm as Síndromes dos Transtornos de Humor, presentes em 11% da população, tais como depressão, ciclotimia, transtorno bipolar, etc.

Há também a Síndrome de Controle de Impulsos, presente em 4,3% da população, que são a raiva, a cólera, a agressividade, o déficit de atenção, etc. — Você já viu o resultado disso no trânsito das grandes cidades?

O consumo de álcool e drogas, presente em 3,6% da população (maior que no México e na Colômbia), e isso não acontece só na Cracolândia, de onde lemos notícias nos jornais e assistimos imagens terríveis no noticiário, mas também representa o cotidiano de muitas pessoas.

É assustador! Somando todos esses índices, quase 40% da população de São Paulo apresenta algum tipo de distúrbio mental, ou seja, a cada dez pessoas que você vê nas ruas, quatro delas têm algum tipo de perturbação!

Outra pesquisa realizada com 1.978 moradores da cidade de São Paulo, entre 6 e 15 de fevereiro de 2012, demonstra que 76% dos entrevistados já foram abordados por assaltantes, 81% tiveram pessoas da família vítimas de alguma violência, 71% consideram a metrópole insegura, 57% sentem-se mais seguros quando estão longe daqui, 49% já pensaram em deixar São Paulo por causa da criminalidade, 38% acham que a falta de segurança é o maior problema. E o trânsito? Segundo pesquisa realizada em 2005, são bem comuns acidentes automobilísticos, devido à "raiva mal contida" de motoristas, que não se conformam em serem ultrapassados por outros carros. Em vez de facilitarem a ultrapassagem, terminam expondo o outro automóvel a perigos que podem resultar em acidentes fatais.

Parece que os números do HC e das pesquisas de trânsito se confirmam, uma coisa é certa, as pessoas estão com medo, muito medo!

Veículos de comunicação ampliam notícias ruins, crimes e tragédias, sem dó nem piedade, cujo objetivo é obter audiência.

A TV, que foi criada para levar lazer, entretenimento e cultura, é hoje, assim como a Internet, o maior gerador de medo e ansiedade que toma conta dos nossos lares, nosso meio profissional, família, relacionamentos e o nosso dia a dia.

Quero mostrar que o medo é um dos bloqueadores – o principal personagem deste Livro – do qual trataremos mais à frente. O medo pode ser muito perigoso! Ele pode congelar ou provocar uma ansiedade incontrolável, gerando os números da pesquisa que apresentamos anteriormente.

Então você deve estar se perguntado, "como eu posso identificar a ansiedade e como posso controlá-la"? Ansiedade fora de controle é um estado emocional de apreensão, uma expectativa de que algo ruim vai acontecer, acompanhada de várias reações físicas e mentais desconfortáveis.

Frequentemente os sintomas são tão terríveis que as vítimas acreditam que é um ataque cardíaco: o coração pulsa rápido demais, a pessoa sente dor de cabeça na nuca e no pescoço. A pressão sobe, o estômago contrai e dói, o intestino congestiona ou provoca cólica e diarreia.

A coluna "trava", as pernas e mãos tremem, ficam geladas, a boca seca, enfim, aquela sensação de que deve ser a morte chegando.

As pessoas que já passaram por essas experiências relataram:

— Parece que meu cérebro ficou vazio, a única coisa que veio na minha mente foi: "estou morrendo, chamem alguém!".

Resultado: ambulância e hospital.

Após horas no pronto atendimento do hospital, inicia-se a longa peregrinação de médico em médico, exames intermináveis, sem chegar a um diagnóstico confiável. Os sintomas continuam e pioram.

Às vezes as dores de coluna, cabeça ou mal-estar são tão intensas que exigem uma semana de internação à base de analgésicos, e em alguns casos até morfina.

E aquelas vertigens e tonturas que o levaram a diversos especialistas? A enxaqueca, amiga íntima da TPM das mulheres e do fígado de ambos os sexos, não melhora com nada! Apesar de todos os medicamentos utilizados e neurologistas consultados, a enxaqueca é ainda uma "dor de cabeça"!

Para a alegria das farmácias, problemas de saúde não faltam: queda de cabelo, escamação da pele, dermatite seborreica (caspas), eczemas, pesadelos, insônia, bruxismo (mesmo nas pessoas que já usam placa). Muitos têm artrite nas "juntas", fibromialgia, lombalgia, torcicolo de repetição, até hérnia de disco. Dores insuportáveis que os levaram a fazer de tudo, desde fisioterapia convencional a pilates e RPG. Tem coisa pior? Tem! A dor que voltou, após cirurgia de coluna.

Muitos apresentam problemas digestivos: mau hálito, hérnia de hiato, má digestão, gastrite e úlceras. Diarreia, obstipação e flatulência, que não vão embora mesmo com dietas e remédios, deram origem a uma nova síndrome: a Síndrome do Cólon Irritável!

As mulheres sofrem muito com a alteração do ciclo menstrual, cólicas, TPM, inchaços, ondas de calor, mal--estar, alteração da libido e distúrbios hormonais. E a ladainha continua: hipertensão, angina, arritmia cardíaca, isquemia cerebral, infarto, safenas; hipersensibilidade como crise de choro, raiva, revolta, sensação de incapacidade e fracasso, desânimo, tédio, exaustão, rejeição, queda de autoestima e, ela, a depressão. Que estresse!

Milhares de pessoas, hoje, no mundo todo, se drogam com ansiolíticos, antidepressivos e calmantes. Tudo isso receitado pelos psiquiatras. A medicação psicotrópica pode ser incrivelmente eficaz e útil. Ela pode evitar que mais pessoas se suicidem saltando da Ponte Golden Gate, em São Francisco, Califórnia, ou tentem a cura por meio de outros métodos; segundo relatório da OMS (Organização Mundial de Saúde) apresentado em setembro de 2012, em todo o mundo um milhão de pessoas se suicidam por ano, um número maior que o total de vítimas de guerras e homicídios. Uma pessoa suicida-se no mundo a cada 40 segundos aproximadamente, e o mais apavorante é que o número de tentativas de suicídio ainda é bem maior, com 20 milhões de tentativas por ano; acreditem, mais de 5%

das pessoas no mundo fazem uma tentativa de suicídio pelo menos uma vez em sua vida, segundo a OMS.

Entretanto, os benefícios da medicação psiquiátrica, da mesma forma que a dos anti-inflamatórios, analgésicos, anti-hipertensivos, antiglicemiantes, geralmente param de fazer efeito depois que o tratamento é interrompido, sem citar seus efeitos colaterais, daí o grande números de pacientes que sofrem recaídas.

Estudos realizados pela Universidade de Harvard demonstraram que cerca de cinquenta porcento dos pacientes que deixaram de usar antidepressivos tiveram recaídas no período de um ano. Assim como medicamentos de uso crônico: uma vez interrompidos, num espaço de tempo relativamente curto, os sintomas voltam, e em muitas ocasiões até pioram.

O que fazer? Por que hospitais estão lotados, por que tantas pessoas estão doentes? As pessoas sentem-se insatisfeitas, infelizes, estressadas, solitárias e, ao mesmo tempo, *shoppings* e praças de alimentação estão lotados!

Geralmente vejo isso acontecer com as pessoas de hoje: sob a ação do estresse, após trabalhos intermináveis, reuniões, debates, metas a atingir, compromissos noturnos várias vezes na semana, noites maldormidas, elas compensam comprando, bebendo e comendo demais. Seus corpos e mentes estavam lhes dizendo: "Eu preciso relaxar, dormir"; mas eles só ouviam a frase "Eu preciso..." e reagem a esse pedido com a única compensação física imediata e disponível: consumir coisas materiais, comida e bebida. Independentemente da classe social, econômica ou de raça, a população do Brasil, lamentavelmente, apresenta os graves problemas de saúde dos cidadãos norte-americanos: obesidade, alteração do metabolismo, colesterol alto, ácido úrico, açúcar no sangue e todos os ingredientes da ansiedade diária. Eles inventaram algo tão ou mais perigoso que suas bombas e agrotóxicos: o *fast-food*!

Esses são ingredientes de uma bomba-relógio programada para explodir!

ESTRESSE, VIDA SEDENTÁRIA E *FAST-FOOD*!

> *"O estresse, palavra que usaremos muitas vezes neste livro, é a resposta do organismo aos eventos nocivos, que incluem traumas físicos, químicos, radiação e todas as condições desafiadoras, que colocam nossa vida em risco." (Definição de Han Selye que escreveu sobre o estresse e a homeostase em 1936!)*

Resumindo, é o resultado dessa vida louca que vivemos, como já dissemos. Uma pessoa estressada, com vida sedentária, alimentação nociva à saúde, emocionalmente desequilibrada, espiritualmente enfraquecida, não terá energia para viver plenamente.

A Medicina Ocidental trata as doenças. A Medicina Chinesa preocupa-se em conhecer as causas das doenças, para eliminar os males físicos pela "raiz". Assim, esta última é um dos caminhos mais eficazes para melhorar a saúde, alcançar a harmonia e o equilíbrio do corpo e da mente.

CAPÍTULO 2

VAMOS CONHECER A MEDICINA TRADICIONAL CHINESA

A Medicina Tradicional Chinesa tem mais de cinco mil anos. O primeiro livro de Medicina chinesa chamou-se *Neiking* (Tratado Interno). Esse livro descreve a maneira como se trata a deficiência da tireoide, usando-se como exemplo de estudo a tireoide de carneiro.

Há cinco mil anos os mestres da Medicina Chinesa já colhiam amostras de pústulas da varíola usando tubo de bambu, que colocavam perto das narinas dos pacientes e sopravam, para imunizar as pessoas da varíola.

Na Medicina Ocidental, as pesquisas sobre essa "peste" só aconteceram no século XVlll.

O *Neiking* dividia-se em duas partes: uma referente à fisiologia, *SUfiWEN*, e outra chamada *LING SHU*, que descreve as técnicas terapêuticas que incluíam 252 plantas medicinais catalogadas, técnicas de acupuntura e seus instrumentos, terapia das dietas alimentares e a prática de exercícios físicos como *LienCh'i* e Meditação. Portanto, a Medicina Chinesa sempre se preocupou com a prevenção de doenças e o bem-estar das pessoas.

Vamos mais além e retrocedemos milênios para compreender que necessitamos de um combustível único para uma vida saudável: a energia.

Na Medicina Chinesa, a energia significa vida. A tensão do dia a dia descarrega nossa energia, desequilibra a distribuição desse importante combustível em nosso corpo e causa doenças.

Não pensem que ignoro os grandes progressos da Medicina Ocidental. Ao contrário, considero fantástica a sua evolução. O avanço da tecnologia e os novos métodos científicos permitem hoje tratamentos incríveis para os mais diversos tipos de doenças; entretanto, estão focados nos sintomas.

Se podemos cicatrizar uma ferida ou eliminar uma infecção que ocorre naturalmente no nosso corpo, por que então adoecemos? Eis uma pergunta importante: por que ficamos expostos e nos tornamos frágeis e vulneráveis às doenças? Onde está nossa habilidade de autorregeneração e o instinto de autocura?

Antes de se manifestarem os sintomas, é preciso que haja alteração funcional no nosso organismo, ou seja, a ruptura do nosso mecanismo natural de equilíbrio fisiológico é que leva ao aparecimento dos sintomas das doenças. Para alterar essa "homeostase" – um mecanismo do corpo para manter o equilíbrio fisiológico, sistema HPA – é preciso que haja alteração energética, fenômeno que os antigos chineses chamam de *Ch'i*.

Os chineses acreditam que na natureza, onde a mudança é a única constante, existe uma força poderosa que sempre permaneceu escondida. Essa força, chamada de *Ch'i*, afeta o curso do sol e da lua, a vazante e o fluxo das marés, bem como cada coisa viva na Terra, o crescimento das plantas e até a saúde dos seres humanos; desde a antiguidade as pessoas sempre fizeram de tudo para controlar e usar essa força que eles acreditam permitir transcender a vida, a idade, a doença, até a morte. Por isso é tão importante entendermos mais sobre essas energias.

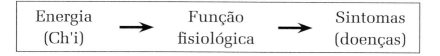

O QUE É *CH'I* E O QUE É *QI* NA MEDICINA CHINESA?

O ideograma de *Qi* para os antigos chineses é representado por "uma panela onde se serve arroz sobre o fogo, com uma tampa aberta pela qual escapa o vapor". 蒸汽,

o arroz, é a representação da matéria, e vapor é a energia escondida; uma vez cozido o arroz, torna-se comestível. A energia do arroz mudou.

Para compreendermos o significado de *Ch'i* temos de entender o *Qi*.

Qi é uma manifestação de energia. Ocorre nas plantas, nos insetos, nos animais, no ser humano, podemos chamar de vida. As plantas fazem fotossíntese a partir da luz solar e dos nutrientes da terra, das minhocas, do húmus; os insetos, a polinização; animais herbívoros alimentam-se de vegetais e carnívoros, de outros animais, e junto com os seres humanos formam uma cadeia de biosfera; essas interações são um processo chamado de *Ch'i*.

Cada um deles tem sua própria energia e podemos dar o nome de *Qi*, por isso temos *Qi* das plantas, dos animais, dos seres humanos.

Logo depois de jantarmos, se vamos dormir, no dia seguinte os alimentos já foram digeridos, então temos o *Qi* do estômago e dos intestinos, órgãos responsáveis pela digestão; ao beber a água, mais tarde, sob ação do *Qi* do rim e da bexiga forma-se a urina; por tanto, há o *Qi* do estômago, o *Qi* dos rins, o *Qi* do coração, do fígado, do pulmão, etc. Seu funcionamento e interação formam o *Ch'i*, a essência da vida.

Definir energia é muito difícil, pois a ideia de energia estende-se ao que podemos chamar de "a própria vida". Como dissemos, a energia pode vir dos corpos celestes, da terra, dos alimentos, das bebidas, do ar e do meio ambiente.

Energia é uma palavra de etimologia grega, *energon*, que significa "em atividade". Se procurarmos no dicionário, ela significa capacidade de realizar um trabalho, potência inerente ou interna, capacidade de atuar. Porém, isto nos dá apenas uma ideia geral, e a proposta é que seja mais ampla, como um sentido de intensidade, de vida ativa ou passiva, latente, que pode vir a ser manifestada por um estímulo adequado.

Por isso o *Qi* pode significar tanto uma substância básica, como a força motriz que impulsiona as atividades vitais e fisiológicas nos organismos.

Tudo que percebemos no nosso mundo pelos sentidos ou pela consciência é resultado do agrupamento e da dispersão de *Qi* em vários graus de materialização.

Qi é o sustentáculo das manifestações infinitas do Universo, quer sejam do reino animal, vegetal ou mineral, ou ainda que não tenham vida própria, como água e fogo. Dispersão e aglomeração de *Qi* é a própria representação da vida e da morte. A cada momento em que se condensa, o *Qi* toma formas materiais, e quando se dispersa assume formas mais tênues. *Qi* é uma formação contínua de matéria, e essa continuidade de energia pode ser vista pelo princípio de que a energia é única, não se perde, não se destrói, não se cria e a quantidade total de matéria e energia não varia. Quando uma quantidade de energia parece ter sido destruída, ela na realidade foi transformada. Exemplo da vaca que se alimenta de pasto: o *Qi* das plantas (pasto) é transformado em nutriente e proteína para o crescimento (*Qi*) do animal.

> **Resumo:** *Qi* é a base do movimento de transformação e transmutação entre o micro e o macrocosmo, participando da formação e da constituição das estruturas do corpo e de sua atividade fisiológica. Podemos dizer que o *Qi* é a raiz de sustentação da vida. Tem como características sofrer influências externas e internas. O *Qi* não tem igual intensidade, variando conforme as estações do ano, fases da lua, horário do dia e temperatura. Os seres humanos são como as plantas que, no verão, estação da Energia *Yang* máxima, atingem seu apogeu, e no inverno o mínimo: dormem à noite e despertam durante o dia, são alterados pelo calor e pelo frio, ficando excitados com o calor e encolhidos com o frio. As fases da lua também podem ter influência sobre os seres humanos – na lua nova as energias *Yin* estão mais ativas.

Os antigos chineses perguntavam-se porque havia alternância entre noite e dia, sono e vigília, força mental e física e porque havia diferenças entre a matéria sólida, líquida e gasosa (vapor). Pela observação da condensação e da evaporação da água e de outros fenômenos da natureza chegou-se à conclusão de que matéria nada mais é do que energia solidificada, concentrada, e sua vaporização produz o espírito, numa forma mais imaterial, sem formato definido.

Einstein escreveu que a teoria da relatividade demonstrava que matéria e energia não tinham significados distintos. De acordo com os atuais conceitos de física quântica, *quantum* é a menor unidade indivisível, unidade fundamental de manifestação de energia, manifestada por meio do fóton (luz), elétron (eletricidade), gráviton (gravidade), e *Ch'i* é a flutuação eletromagnética ou manifestação dessas partículas. Podemos afirmar que *Ch'i* é a manifestação destes conjuntos de *Qi* na Natureza... A interação de todos *Qi* na Natureza formam *Ch'i*, a Consciência ou *Dharma* na filosofia budista.

No ser humano os processos eletrofisiológicos normais existentes no organismo podem ser influenciados pelos campos eletromagnéticos externos, sejam estes naturais (emitidos pelo Sol) ou artificiais (isto é, produzidos pelo homem: celular, por exemplo). Recentemente foram descobertas ondas radioelétricas emitidas pelo cérebro, isso nos leva a uma questão: a energia vital é de natureza elétrica ou a eletricidade humana é uma manifestação de energia vital?

Novas descobertas no campo das radiações é a manifestação da energia vital, em que todos os corpos emitem radiações, o *Qi*, pois existem inúmeras radiações que se interligam; um exemplo disso são as abelhas, que têm um sistema nervoso organizado para vibrarem a uma frequência determinada e sentirem as flores que produzem néctar a uma grande distância, assim como também para captarem as radiações características da colmeia materna, que as levam ao caminho de volta para casa; também demonstraram por meio de pesquisas que as flores melíferas têm exatamente a mesma frequência vibratória da abelha; os animais só sintonizam nas frequências das ondas que lhes são necessárias para conservar e propagar a sua espécie; já no caso dos seres humanos, seu cérebro também sintoniza a onda (próprio eletroencefalograma é a prova disso), mas ele a sintoniza seletivamente e despreza outras ondas que não lhe interessam no momento.

O *Qi* tem a função de proteção e controle, evitando a instalação de energia nociva, que ajusta a nossa adaptação ao meio, com função reguladora e alarme de mudança brusca; esta instalação chama-se *WeiQi*, 衛气, energia de defesa, nosso sistema imunológico; o *Qi* que exerce a regulação do fluxo de sangue nos vasos chama-se *XueQi*, 血气, nosso sistema cardiovascular; assim, temos *Qi* de transpiração, de secreção e excreção, de metabolismo, hormonal, etc.

A homeostase é o resultado da interação dos conjuntos de *Qi* do nosso organismo; portanto, homeostase é o *Ch'i*, a interação de todo sistema fisiológico do nosso corpo; por exemplo, o *Qi* é responsável pela atividade de movimento de espermatozoides e óvulos, mas o "encontro" dos dois gametas é promovido pelo *Ch'i*.

Resumindo: a interação de todos os *Qi* é o *Ch'i*, a homeostase.

Podemos concluir que os conjuntos de *Qi* formam a consciência; o *Ch'i*, a homeostase, e que ela se manifesta de duas formas:

1. Temos a consciência racional, aquela que se refere à aprendizagem das palavras, aprendizagem em geral, cálculos, planejamentos, etc. Isto é a Linguística, paradigma.

2. A consciência, que processa automaticamente nossas funções fisiológicas fazendo com que todos os órgãos de nosso corpo funcionem perfeitamente, é a chamada Consciência do Sistema Neurovegetativo ou "Inconsciente", nome dado pelos psicanalistas. Mesmo quando estamos dormindo, nosso coração bate, respiramos, o sangue circula, o corpo humano funciona perfeitamente. Se a noite comermos um pedaço de picanha e formos dormir, a digestão acontecerá independentemente da nossa vontade. Essa consciência regula nosso suor, a formação de urina, hormônios, sem passar pelo nosso entendimento racional. Han Selye descreveu-o como sistema HPA. Essa consciência está ligada a nossas imagens e sensações.

Portanto, *Ch'i* é a manifestação destas duas formas de representação.

O conceito de ser humano na China é diferente do ser humano ocidental?

Aqui no Ocidente, o ser humano é constituído de corpo e alma. Alma para quem crê na existência de Deus. No Oriente, o ser humano é constituído por três agregados:

1. *Ch'i* (energia) – Para os chineses é a manifestação da nossa consciência, resultado das interações de todos os conjuntos de *Qi* do nosso organismo. Também chamada na Índia de *Prana*. Essa consciência gera o espírito. Espírito para os chineses significa MENTE, o *Xin* 心.

2. *Jing* (matéria) – É o DNA, responsável pela transmissão de nosso código genético.
3. *Shen* – mente ou inteligência para os chineses, alma ou espírito para os ocidentais.

Esses três agregados integram-se e convertem-se entre eles e em cada ser humano. Porém, cada pessoa processa sua consciência de forma diferente, pois cada um de nós, além da aprendizagem e educação que recebemos, tem sua herança genética específica (*Jing*).

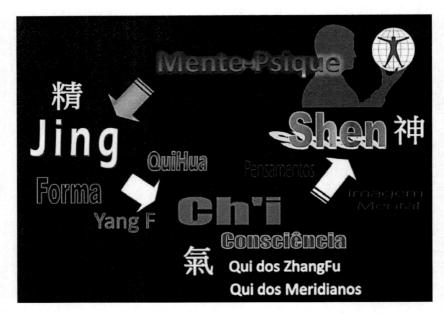

Exemplificando: Filhos de pais diabéticos, hipertensos, cardíacos ou até mesmo com câncer podem, mas não necessariamente, desenvolver as mesmas doenças, apesar da herança genética. É o tipo de herança que ninguém quer, mas a probabilidade de despertar o *Jing* com cargas de doenças é maior nestes grupos de pessoas.

O que fazer para não "acordar" esses genes ou *Jing*? Evite seguir a mesma rota ou caminhos de viver dos seus pais... Se o modelo de vida dos seus genitores os levou a desenvolver a doença, imagine o jeito de viver dos filhos fazendo o mesmo, com certeza estará criando um "meio" propício para desenvolver a doença.

O *Jing* pode expandir a nossa consciência por meio das interações de diversos *Qi* nos nossos órgãos e é nele que reside o nosso potencial de crescimento, tanto físico como espiritual. A expansão da consciência gera uma melhor compreensão do nosso mundo, do nosso meio ambiente e dos nossos problemas íntimos.

Por outro lado, a consciência perturbada pode alterar o processo de interpretarmos o mundo, ou seja, nossa mente. Por isso o jeito de avaliar a nossa realidade, nosso mundo exterior e a nossa vida íntima é processado pela nossa consciência, nosso Ch'i é interpretado pela nossa mente, o *Shen*. O *Jing* alterado afetará a nossa consciência e esta, por sua vez, irá modificar a nossa mente.

Qual é a consciência de uma criança de 3 anos a respeito de seu mundo? O mundo dessa criança é a mãe, o pai, a casa em que ela vive. Não adianta explicar a uma criança de 3 anos a origem do Universo, do Cosmo, do Sistema Solar, da Terra, enfim, todos os conceitos sobre o mundo em que vivemos, e muito menos lhe perguntar: "Como vai seu mundo interior?". Ela não entenderá. Já um adulto, com um QI normal (Teste de Avaliação da Consciência Racional, mas não se esqueça do QE – Coeficiente da Inteligência Emocional), pode entender porque já teve sua consciência expandida e desenvolvida e sua mente foi capaz de interpretar a sua consciência.

> "Quanto maior for a expansão da
> consciência, maior o grau de
> sabedoria da mente."

A pessoa estressada tem sua consciência perturbada, assim sua mente entra numa agitação e se torna inquieta, perdendo seu controle. O estresse envelhece e adoece as pessoas. Por quê?

Com a mente excitada e perturbada haverá uma agitação em nossa consciência, e a consciência agitada aumenta a liberação de energia no *Jing* para sustentar a atividade em excesso da própria consciência. Aumenta-se a chance de despertar os genes adormecidos da doença; à medida que o *Jing* armazenado se esgota, vão aparecendo as doenças. A maioria das pessoas que adoece busca alívio nos remédios químicos ou alopáticos, dando início a um círculo vicioso porque esses medicamentos tratam de sintomas e não da causa da doença.

Gostaria de dar um exemplo de um paciente com hipertensão arterial. A pessoa está enfrentando um processo de estresse crônico por pressão no trabalho e problemas de afetividade, um divórcio difícil, entra em um processo de conflito emocional muito forte, o que vai perturbar sua consciência e alterar o funcionamento de sua mente. Nesse processo desgastante, com a mente agitada e em conflito, o organismo vai buscar energia em sua reserva, que é o *Jing*. Se o *Jing* carrega o gene da pressão alta pode ativar esse gene, porque seus pais eram hipertensos. Dessa forma, a pessoa tem a crise hipertensiva, e quando for buscar tratamento, um médico alopata vai receitar um remédio anti-hipertensivo. A pressão normaliza-se após o uso da medicação, o paciente sente "cura" da pressão alta, mas o processo de desgaste da energia *Jing* continua e, quando menos se espera, o *Jing* esgota-se e aparece a doença como o AVC – Acidente Vascular Cerebral, ou então Infarto do Miocárdio. Hoje em dia milhões de pessoas sofrem de diabetes no mundo todo, será porque os pais são diabéticos os filhos terão diabetes? As pessoas que não cuidam da dieta comem compulsivamente, alimentam-se de forma inadequada, e estas são atitudes que demonstram uma perturbação da consciência conhecida como ansiedade, buscando estímulo na comida e levando uma vida desregrada, tudo para aliviar a ansiedade. Esse processo leva a pessoa à perturbação da consciência, a uma mente agitada e vai esgotar o seu *Jing*, sua reserva energética. Dessa forma acaba despertando os genes "provocadores" de diabetes herdados dos pais, mas, se a pessoa for regrada na dieta e praticar uma atividade física provavelmente a chance de despertar esses genes será infinitamente menor.

Outro exemplo é o caso do colesterol alto, a maioria da população mundial sofre desse mal. Por quê? Pode ser pela pressão no trabalho, efeito do estresse ou desequilíbrio emocional que, perturbando sua consciência, gastam mais o *Jing*. Dessa forma, altera sua fisiologia de absorção de lipídios do sangue. Em outra situação, a pessoa tem uma dieta irregular e excessiva e sobrecarrega o sistema digestivo, perturbando a consciência fisiológica da absorção desses lipídios (*XueQi*), gerando assim a presença das gordurinhas indesejadas no sangue, e a circunferência abdominal aumentada. Uma vez esgotado o *Jing*, aumenta o risco de essas pessoas desenvolverem doenças cardiovasculares. O que adianta tomar sinvastatina e seus similares se não tratar a causa, a origem do problema? Hoje está na moda falar da síndrome plurimetabólica. Em minha opinião, não adianta tratar essas consequências se não se cuidar do indivíduo de uma forma integral e completa.

Mas o que é a síndrome plurimetabólica?

Em 1988, Reaven descreveu os pacientes que apresentam a resistência à insulina que poderia levar a alterações metabólicas que provocam um aumento no risco do desenvolvimento de doença arterial coronariana, seus estudos sugeriam que a resistência à insulina estaria envolvida nas doenças de diabetes tipo II, coronariopatia e hipertensão arterial. Por essas manifestações, passou a ser conhecida como síndrome da resistência à insulina ou síndrome X (de Reaven). No ano seguinte, Kaplan batizou com o nome de "Quarteto Mortal" a obesidade da porção superior do corpo com circunferência abdominal aumentada, aquele "pneuzinho" na cintura; intolerância à glicose, açúcar elevado no sangue; colesterol e triglicérides elevados; e pressão alta.

Mas só 10 anos mais tarde WHO (World Health Organization – Organização Mundial de Saúde), propôs que houvesse uma única definição para a doença, que passou a ser conhecida como síndrome plurimetabólica.

Estudo prospectivo conduzido na Itália, com mais de 41 mil pessoas portadoras de síndrome plurimetabólica, durante sete anos, chegaram à conclusão de que é um importante fator de risco para mortalidade, por doença cardiovascular e também por outras doenças, como o câncer, em homens e mulheres. Outro estudo feito em Paris, França, com sete mil funcionários públicos, com idades entre 43 e 54 anos, durante 15 anos, revelou o grande risco de complicações associadas à aterosclerose e com o maior número de morte por coronariopatia.

Resumindo: É sabido que o pilar do tratamento da maioria das doenças, mesmo na Medicina Ocidental, seria uma mudança no estilo de vida, como a prática de atividades físicas, a mudança na dieta alimentar, a perda de peso, o ato de parar de fumar, a não ingestão de bebidas alcoólicas e a atenuação de atividades estressantes.

A mente perturbada descarrega
nossa bateria. Sem energia,
surgem as doenças físicas.

Não evitamos o envelhecimento com *botox*, cirurgia e correções plásticas, pílulas milagrosas, cosmetologia. Não sou contra, de forma alguma, essas tecnologias da beleza, muitas vezes até prescrevo ou indico essas técnicas para meus pacientes. Mas você sabia que a acupuntura também pode "tirar" as indesejáveis rugas?! Sou contra o exagero, sou contra não observar a beleza interior das pessoas; particularmente sou a favor de ressaltar a "beleza interior". Minha receita é: fortaleça sua mente e expanda sua consciência, você ficará mais atraente e bonito!

Assim, quanto mais calma e focada estiver nossa mente, maior a capacidade de recarregarmos nosso *Jing*. Os taoistas buscam a quietude da mente como forma de recarregar a "bateria", ou seja, o *Jing*. Os iogues chamam essa técnica de *SAMADHI* (focar a mente para nutrir e recarregar nossa energia por meio de técnicas de *Yoga*). Vou apresentar a técnica de *LienCh'i* e Meditação no final do livro para recarregar o *Jing*.

O EQUILÍBRIO DOS TRÊS ELEMENTOS É ESSENCIAL À SAÚDE DO CORPO E DA MENTE

Quem deseja ser alguém importante para a "humanidade" e deixar um legado às novas gerações deve sentir gratidão pela vida, abrir a alma, sem se preocupar apenas com o materialismo e o consumismo do cotidiano.

A vida é mais importante que os bens materiais. Faça este exercício:

Tape as narinas e tente não respirar, até o seu limite máximo! Sinta como você ficará feliz ao liberar sua respiração!

"A vida está no intervalo, entre uma
inspiração e uma expiração."

Quem não sabe respirar corretamente,
também não sabe o que é a vida.

RESPIRE CALMA E PROFUNDAMENTE,
E RECARREGUE SUA ENERGIA!

CAPÍTULO 3

O CÉREBRO E A MENTE

Vocês devem estar se perguntando: mas afinal onde entram os bloqueadores e os sabotadores que bagunçam a nossa vida, e que muitas vezes diante do sucesso põem tudo a perder? A resposta é outra pergunta: Por que nos bloqueamos e nos autossabotamos, destruindo nossa saúde, nosso sucesso profissional e uma boa relação afetiva? Você ainda está interessado em saber?

OS MAIORES VILÕES DO SÉCULO XXI:
OS BLOQUEADORES E OS SABOTADORES

Os maiores inimigos do ser humano são esses caras, que não conseguimos identificar porque, como todos os vilões do mundo do crime, eles geram comparsas, que ficam de olho nas vítimas, aplicando golpes baixos, às vezes até ridículos, mas que derrubam o sujeito. Os bloqueadores podem agir sozinhos, mas muitas vezes têm um ou mais sabotadores trabalhando para eles. Não são vampiros nem aqueles monstros dos *videogames*, mas dão um trabalho danado. São muito mais assustadores, fortes e destrutivos que aqueles zumbis dos filmes de terror. São invisíveis e habitam locais estratégicos nas profundezas de nossas mentes. Recebem ordens de uma máquina complexa que os cientistas ainda desconhecem totalmente. Apenas uma parte foi decifrada, mas esse "megacomputador" pode realizar muito mais coisas do que sonha nossa vã filosofia. Quem é esse megacomputador? É o cérebro.

Como assim? Os bloqueadores e os sabotadores moram no nosso cérebro ou na nossa mente?

Cérebro e Mente. Mente e Cérebro. Eis a questão!

Afinal, quem é quem e quem fala o quê?

Pois é, essa questão ferveu os miolos dos pensadores, filósofos, sacerdotes, médicos e cientistas desde a antiguidade até o século XX. Mas hoje, no início do século XXl, temos a grata satisfação de conhecer um pouco mais a respeito do órgão mais poderoso e misterioso do corpo humano. Finalmente a neurociência revela alguns dos superpoderes deste super, mega, hipercomputador – "O cérebro". E saibam vocês que estes são apenas alguns!

Até três décadas atrás a ciência ainda nem desconfiava que:

- O cérebro é o GPS que temos na cabeça;
- O cérebro humano pesa aproximadamente 1,2 a 1,4 kg, mas consome 20% de todo o sangue bombeado pelo coração em repouso. Ele consome mais de 25% do oxigênio que respiramos! Fácil entender agora o porquê de respirarmos corretamente e a importância do ar puro, sem poluentes para nossa saúde!;
- Antes de nascer, o bebê já desenvolve uma velocidade fantástica na multiplicação dos neurônios: em seu primeiro mês de vida o cérebro multiplica por 20 o número de sinapses (conexões entre os neurônios, as células do cérebro);
- Já se sabe que há uma forma de aumentarmos nossas conexões de neurônios, no decorrer de nossa vida;
- Temos *flashes* mentais que nos ajudam a tomar decisões;
- Divagar (na gíria popular "viajar") é ficar pensando no futuro ou no passado. São os bloqueadores que adoram fazê-lo desperdiçar a enorme capacidade do cérebro em viver e criar coisas maravilhosas no presente!
- Nosso cérebro muda sempre, quem diria!;
- Alteramos nossa memória;

- Temos uma capacidade de memória visual gigantesca;
- É na região do córtex que guardamos nossas memórias;
- O cérebro guarda tudo que capta, nem sempre usa tudo que guarda;
- A ciência já descobriu como memorizamos o que vivemos;
- O estresse nos leva à rotina, a enfermidades cerebrais e mentais;
- Temos a tendência de cometer sempre os mesmos erros estúpidos;
- Pode-se tratar o cérebro com eletrodos, mas sempre é melhor prevenir do que remediar;
- Nosso cérebro controla a temperatura corpórea, a pressão arterial, a frequência cardíaca e a respiração;
- Nosso cérebro aceita milhares de informações vindas dos nossos vários sentidos (visão, audição, olfato, paladar, tato);
- Ele também controla nossos movimentos físicos ao andarmos, falarmos, ficarmos em pé ou sentarmos;
- Ele nos permite pensar, sonhar, raciocinar e sentir emoções.

Todas essas tarefas são coordenadas, controladas e reguladas por um órgão que tem mais ou menos o tamanho de uma pequena couve-flor: o cérebro.

VOCÊ COSTUMAVA CABULAR AULAS DE BIOLOGIA E DE ANATOMIA NO COLÉGIO?

Vamos apresentar-lhe o que há de mais valioso dentro da sua cabeça: o cérebro.

Dicas do autor: Mesmo que você pule este capítulo, garanto que ele é muito importante. A partir deste momento, você vai saber a resposta quando lhe perguntarem: "Mas o que é que você tem dentro da cabeça?"! Além disso, poderá voltar a lê-lo, no decorrer deste livro, sempre que se perder nos meandros deste que é o seu maior patrimônio material!

O CÉREBRO HUMANO

Perdido na distância dos tempos da evolução, formaram-se neste planeta grupos de moléculas que se transformaram em células vivas, e dessa vida evoluíram o mais complexo agrupamento de matéria conhecido no universo, o cérebro humano. Como reflexo dessa herança, temos na verdade três cérebros em um: na base está a parte mais primitiva, muito parecida com o cérebro de um réptil, criatura de comportamento limitado capaz pouco mais do que preservar sua vida; em torno deste cérebro de réptil, o cérebro dos mamíferos, o sistema límbico, desenvolvido nos mamíferos há mais de 150 milhões de ano; hoje nos seres humanos é o nosso centro das emoções e reações sexuais que descreverei mais adiante, acima dos dois o neocórtex, o novo cérebro mamífero, aqui é que se localiza o pensamento abstrato e a fala, característica dos *Homo sapiens*, criatura eternamente atormentada pela tentativa de entender a sua própria natureza. Eu penso, logo existo, e a sede de todo pensamento e consciência é o cérebro humano.

Nosso cérebro é o ponto mais alto da evolução, único órgão consciente de sua própria existência. Além de aglutinar inteligência, é por ele que os olhos enxergam o mundo; ouvidos entendem a música e o nariz capta perfumes; controla o órgão do tato que se aglomera nos sensíveis lábios e em cada centímetro da pele, nos alerta sobre ventos frios do inverno com um toque suave ou uma pontada dolorosa; esses sinais trafegam pela superautoestrada de informações do corpo, a medula espinhal; esse delicado feixe de nervos está protegido por uma armadura pontiaguda, a coluna vertebral, o crânio é esse capacete ósseo que protege este órgão nobre. O cérebro humano é um conjunto distribuído em bilhões de células que se estende por uma área de mais de 1 metro quadrado dentro do qual conseguimos diferenciar certas estruturas correspondendo às chamadas áreas funcionais, que podem abranger até um décimo dessa área. Particularmente complexo e extenso, o cérebro é imóvel e representa apenas 2% do peso do corpo, mas, apesar disso, recebe aproximadamente 20% de todo o sangue que é bombeado pelo coração. Divide-se em dois hemisférios, o esquerdo e o direito. Seu aspecto assemelha-se ao miolo de uma noz.

Quais são as funções do cérebro humano?

O corpo humano é dotado de cinco sentidos (capacidades), que lhe possibilitam interagir com o mundo exterior (pessoas, objetos, luzes, fenômenos climáticos, cheiros, sabores, etc.). Através de determinados órgãos do corpo humano são enviadas ao cérebro as sensações, utilizando uma rede de neurônios que fazem parte do sistema nervoso.

Visão é a imagem captada pelos nossos olhos e processada pelo cérebro. Se o cérebro não processar direito e não fizer suas interpretações, você pode ver, mas não enxerga... Quantas vezes alguém vê um sinal vermelho, não interpreta e avança na luz vermelha, daí ocorre o acidente.

Capacidade do ouvido interpretar sons que viajam à velocidade de 340 m/s, captados pelos nossos tímpanos, é a audição. O cérebro processa a audição interpretando aquelas ondas sonoras, se não houver cognição ocorre naquela situação em que a gente ouve, mas não escuta, é aquela situação na qual um conselho entra por um ouvido e sai pelo outro. Lembra o "ouvido seletivo"?!

As papilas gustativas são radares da nossa língua que captam sabores dos alimentos ou bebidas, o cérebro recebe e processa essas informações, o Paladar. Você se lembra daquela situação em que comemos tão rápido que nem sabemos ou lembramos o que ingerimos? – Aliás, o que você comeu na última refeição?

Sentir o mundo pelo toque... A nossa pele é equipada com neurônios sensoriais que levam estímulos para o cérebro que os interpreta, o Tato, e pode desencadear uma reação de acordo com a necessidade ou a vontade da pessoa. Lembre-se daquele toque tão familiar da pessoa carinhosa, você nem precisa enxergar, apenas sentir...

Certas moléculas invisíveis disparam sensores na parte de trás do nariz, o bulbo olfatório, e por meio dos feixes nervosos levam esses estímulos direto para as profundezas do cérebro, onde podem ser interpretados como cheiros e odores; simultaneamente é ativada a consciência visual, o rosto da pessoa, lugares ou comidas associados ao cheiro. Imagine os bilhões de dólares gastos no mundo inteiro em perfumaria e higiene pessoal.

Comandante supremo no nosso corpo é o cérebro, que controla os nossos movimentos, o sono, a fome, a sede e quase todas as atividades vitais necessárias à sobrevivência, enquanto você está lendo este livro, todas as suas emoções, como o amor, o ódio, o medo, a ira, a alegria e a tristeza também estão sendo processados pelo cérebro simultaneamente. Ele está encarregado ainda de receber e interpretar os inúmeros sinais enviados pelo organismo e pelo exterior.

A moderna tecnologia de mapeamento cerebral permitiu a localização de diversas regiões responsáveis pelo controle da visão, da audição, do tato, do olfato, do paladar, dos movimentos automáticos e das emoções, entre outras. Esse mapa chama-se Áreas de Brodman. A máquina que lê o pensamento já é uma realidade, por meio desses mapas.

ÁREA DE BRODMAN

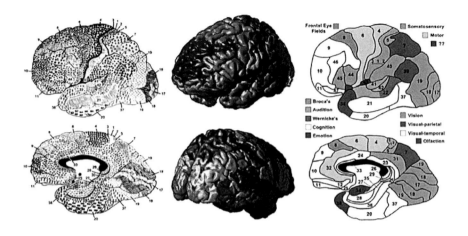

- **Lobo occipital:** Sua função é quase exclusivamente visual, por isso é também conhecido como Córtex visual primário. É a região que processa informações visuais vindas diretamente da retina e do nervo óptico, através da área de Wernicke, faz ajuste e cruzamento de informações processados em diversas áreas do cérebro e finalmente com o córtex frontal. É esta região do cérebro responsável pelas decisões na nossa vida. Uma das coisas que o lobo occipital deve fazer é interpretar as imagens invertidas, que são projetadas na retina pelo cristalino do olho.
- **Lobo temporal:** Local que gerencia nossa memória e também processa informações auditivas a partir dos ouvidos e as relaciona com a área de Wernicke, que

converge com o lobo parietal e o occipital, importante na produção e na compreensão da linguagem.

- **Ínsula** – É uma área profunda que fica perto do sulco lateral, no encéfalo, e influencia funções automáticas. Por exemplo, quando você prende a respiração, os impulsos da ínsula suprimem os centros de respiração do bulbo. A ínsula tem relação íntima com o sistema límbico e coordena emoções, além de processar informações sobre o paladar.

- **Hipocampo** – O hipocampo localiza-se dentro do lobo temporal e é importante para a memória de curto prazo. Sua prioridade é converter a memória de curto prazo em memória de longo prazo e fazer interação com a amígdala, no registro de nossas percepções; sua lesão leva a pessoa a ter a sensação de viver sempre num lugar estranho como se estivesse lá pela primeira vez, porque a pessoa não consegue construir novas memórias.

- **Amígdala** – É um regulador e um controlador do comportamento sexual, social e outras emoções, principalmente da agressividade e do medo. É o centro que identifica o perigo ou ameaça, gerando medo e ansiedade, e induz a pessoa para uma situação de alerta, aprontando-se para fugir ou lutar. Esse "caroço", que é menor do que uma azeitona, é terrível, porque funciona também como um radar de captação de ameaça, checando tudo ao nosso redor. Muitas vezes assume o comando e reagimos sem pensar, agimos por impulso e depois nos arrependemos, porque depois vem a consciência (ação do córtex cerebral) e o sentimento de culpa. Imagine uma conversa em que "sem querer" soltamos uma palavra "pesada", não tem como voltar atrás (Sequestro Emocional). Mas os lados positivos deste caroço é que, no momento de "aperto", leia-se "perigo", podemos reagir com rapidez e salvar nossa "pele", ou seja, se ouvirmos um barulho repentino no meio do mato, imediatamente nos preparamos para uma reação de fuga ou de luta. Outro exemplo é o golpe de contra-ataque dos lutadores que são fatais por serem extremamente rápidos e certeiros, já que não passam pelo controle mental chamado de raciocínio lógico. – É aquela sensação de alerta permanente que não sabemos o que é...

- **Gânglios basais** – Conhecidos também como núcleos da base, trabalham junto ao cerebelo para coordenar movimentos precisos, como movimentos da ponta dos dedos e ajuste fino, como passar fio no buraco de agulhas. Além da atuação sobre cognição de sentimentos e emoção, é aqui que se localiza o comando dos nossos impulsos primitivos como saciedade, fome, libido, etc.; e até o controle de nossa temperatura corporal; muitos medicamentos para redução de peso atuam nestes núcleos.

- **Sistema límbico** – Esse sistema é o mais importante no comportamento emocional humano, tanto em relação aos instintos primários como a fome, saciedade, libido, fuga, ira e medo; e também nos sentimentos mais sofisticados como satisfação, prazer, amor, empatia, tolerância, complacência, etc. Envolve a nossa cognição, que é a percepção consciente das sensações, da nossa vida afetiva e motivação, também exerce a influência dos movimentos dos músculos, das vísceras (músculos do aparelho digestivo e cavidades do corpo, órgãos como fígado, rim, etc.). Muitas doenças psicossomáticas como gastrite, úlceras, síndrome de cólon irritável têm como origem alterações neste sistema.

NEURÔNIO: CÉLULAS DO CÉREBRO

Nosso cérebro é composto por aproximadamente 100 bilhões de células nervosas, chamadas neurônios. Os neurônios têm a incrível habilidade de juntar e transmitir sinais eletroquímicos, como se fossem entradas, saídas e fios de um computador. Os neurônios compartilham as mesmas características e têm as mesmas partes que as outras células, mas o aspecto eletroquímico lhe permite transmitir sinais por longas distâncias e passar mensagens de um para o outro. Os neurônios possuem três partes básicas: corpo celular, axônio e dendritos. Essas células são como fios elétricos e conduzem ordens do comandante, que é o cérebro, por meio de impulsos elétricos, liberando neurotransmissores que são mediadores químicos para modificar as mensagens originais do cérebro, potencializando ou reduzindo a velocidade de condução e ao mesmo tempo executando a tarefa do comandante.

Temos vários tipos de neurônios para executar as ordens do cérebro, cada um tem sua função específica, o mais simples chamamos de arco reflexo, é quando o médico bate no ponto certo do nosso joelho com um martelo de borracha e damos aquele chute sem querer, porque o estímulo foi direto para nossa espinha (medula espinhal) e já devolve a resposta sem passar pelo cérebro. Esse reflexo é o contragolpe dos pugilistas ou lutadores de MMA (Mix Marcial Art). Os seres humanos possuem vários reflexos desse tipo, mas, conforme as tarefas vão ficando mais complexas, o "circuito" também fica mais complicado e o cérebro se integra nele.

CÉREBRO CONECTADO

Imagine os circuitos eletrônico e mecânico de um carro, além da parte mecânica os componentes eletrônicos se conectam e supervisionam todo o funcionamento, desde o dínamo, a injeção eletrônica, a bateria, até a segurança da suspensão e tração, assim como um prédio ou um avião tem suas partes interligadas por todos os tipos de sistema. No nosso caso, as conexões são feitas por neurônios de todos os tipos, do mais simples ao mais complexo, que fazem as entradas sensoriais e as saídas efetivas com os centros de comando nos vários lobos do córtex que descrevemos. Esses centros corticais fazem conexões com outras partes do cérebro. É uma verdadeira rede de processamentos de dados, captando estímulos externos que vão ser interpretados com nossas reações emocionais internas.

Resumindo: Temos vários lobos no cérebro que fazem processamentos de informações colhidos pelos nossos órgãos sensoriais, olhos, nariz, ouvido, boca, pele, etc. Eles possuem uma interligação entre si para dar um significado a essas informações processadas; mandam essas mensagens em forma de impulso elétrico por meio dos neurônios com seus mensageiros químicos (neurotransmissor), efetivando assim o controle dos movimentos físicos como andar, dançar, correr e também na expressão da linguagem como a fala, a leitura e as interpretações; a cada segundo cem milhões de mensagens chegam ao cérebro, enviadas pelos nossos sentidos, e de alguma forma conseguimos separar informações insignificantes e reagimos a sinais importantes, enquanto nosso cérebro está regulando todas as nossas funções corporais. Podemos amar, odiar, pensar, criar, lembrar, planejar através do cérebro sabemos quem somos e se estamos vivos, mas, como sabemos?! Esse ainda é um mistério que nos aflige, as últimas décadas representaram um enorme progresso com o mapeamento do cérebro e o conhecimento de suas funções, com poderosos computadores e microscópios eletrônicos, a ciência já compilou grande quantidade de dados, mas cada descoberta abre um novo horizonte, o nosso cérebro continua a ser a fronteira final da descoberta.

RACIONALIDADE E CRIATIVIDADE

Na verdade, o ser humano nasce com dois cérebros iguais hemisférios cerebral direito e esquerdo.

Dois cérebros? É isso mesmo, nascemos com dois cérebros preparados para funções diferentes; o hemisfério cerebral esquerdo das pessoas tornou-se dominante em 98% delas; com o aumento da idade, estudos mostraram que uma criança de 5 anos já desenvolve uma atividade duas e três vezes mais intensa que o hemisfério cerebral direito.

O hemisfério esquerdo é responsável pelo pensamento lógico e pela competência comunicativa. Enquanto o hemisfério direito é responsável pelo pensamento simbólico e pela criatividade. Por exemplo: uma pessoa vai à feira e vê uma maçã. O hemisfério cerebral direito desta pessoa IMEDIATAMENTE vai dizer: "que linda, que perfume, que vontade de dar uma mordida". No entanto, o hemisfério cerebral esquerdo dominante nesta pessoa vai lhe dizer, será que é cara, por quanto eu posso comprar, ou tenho dinheiro sufuciente? E é ele que vai dar a "palavra" final!

Nosso cérebro esquerdo, ou cérebro *Yang* na Medicina Chinesa processa linguística, regras, razão, padrões culturais, matemática; o cérebro *Yin*, que corresponde ao hemisfério cerebral direito, processa imagens e sensações. Se eu lhe disser a palavra "sol", o cérebro *Yang* processa "s-o-l", ou em inglês "S-u-n", em chinês 太阳, mas o cérebro *Yin* processa a imagem da luz forte do sol que ofusca nosso olho, a mesma sensação aqui no Brasil, nos EUA ou na China. Se o cérebro Yang é matemático, o *Yin* é poético, de um lado é a razão, do outro a emoção, lógica contra analogia, fato contra possibilidade, cálculo *versus* especulação, um é conservador, o outro arrisca...

Quando dois cérebros brigam entre si, sabe quem sai perdendo? É isso mesmo, você... Muitas vezes sua intuição lhe diz uma coisa, mas seu racional diz "faça justamente o contrário"; e aquela voz que ressoa na sua cabeça: "não te disse que deveria ser assim ou assado...". Dúvidas, insegurança, medo, autocobrança fazem com que seu *Qi* se congestione, a energia não circula, você adoece de preocupação, de medo, de raiva, de mágoa, de insatisfação, de autoestima baixa...

Como podemos usar os poderes do cérebro para evitar todas as doenças, sem remédios químicos e seus efeitos colaterais?

O cérebro não foi programado para nos ensinar a utilizá-lo da melhor forma possível. Infelizmente, o cérebro não vem com manual! Mas, conhecendo melhor os poderes desse órgão, facilitamos aos leitores a identificação dos nossos maiores inimigos: os bloqueadores e os sabotadores.

CAPÍTULO 4

CÉREBRO E MENTE: QUEM É QUEM? VAMOS SEPARAR AS PARTES!

O que é a mente? E onde está localizada? Poderia ser aqueles dois quilos de tecidos, dentro do crânio, cuja atividade incessante consome até um quarto de nosso oxigênio. Esses bilhões de células, como baterias auto-carregáveis, são responsáveis pela glória da atividade humana; para os místicos, a mente é o universo, é o espírito, o *shen*; para a ciência, a mente é o sinônimo de cérebro. Em ambos os casos, envolvem discussões e divagações, o paradoxo e o mistério: A mais poderosa força da Terra não tem poder para entender a si mesma!

NONA SINFONIA DE BEETHOVEN, A MAIOR GLÓRIA DA MENTE DE UM GÊNIO...

Beethoven ficou surdo, mas não precisava mais ouvir para compor e reger, por quê? Porque as notas musicais já estavam em sua mente, e a música, em seu espírito.

Imagine que você está na sua sala, ouvindo a Nona Sinfonia de Beethoven em um aparelho de som espetacular. De repente, alguém entra, destrói o aparelho de som, o CD e desaparece. Bem, você levou o maior susto, teve prejuízo, mas não tanto como imagina. Mesmo sem os equipamentos de som, a Nona Sinfonia de Beethoven continua intacta, eterna e, onde quer que seja, vai reconhecê-la, assim como todas as pessoas que já a ouviram em diferentes épocas e partes do mundo.

Neste exemplo, o equipamento de som, o CD e toda a tecnologia sofisticada representam o cérebro. A música de Beethoven, que você aprecia, continuará dentro de você. Ela representa a mente. É evidente que a música de Beethoven se perpetuou por sua genialidade – essa genialidade é a Mente. Esse é o lado bom da mente. Ela é responsável por gravar e guardar na memória as imagens e as sensações boas de nossas experiências no cérebro, na região cortical; mas é a mente que vai processar e trazer sensações boas ou más das experiências, e é ela que faz você buscar desafios, se apaixonar, amar, odiar, magoar; é ela que deixa você alegre, triste, feliz; é com ela que você constitui a família, segue tradição... Assim como uma moeda, tem outra face: por meio dela são arquivadas também nossas lembranças ruins, tristes, tenebrosas, enfim, tudo o que gostaríamos de esquecer. Mesmo os acontecimentos e as emoções, dos quais não temos consciência, ficam lá na última gaveta do cérebro. Sim, o cérebro tem um arquivo e tanto, de toda a nossa vida, desde que chegamos ao ventre materno, e é através da mente que processa, filtra e compara cada fato que vivemos aos que já foram armazenados, no passado. Esses arquivos armazenados chamam-se memórias (classificadas em curto, médio e longo prazos), e quando a mente traz esses arquivos armazenados, eles formam a imagem mental. Um exemplo disso é quando você fecha os olhos e imagina uma cena marcante da sua vida, como o casamento... Com certeza virão todas as cenas, pessoas, músicas, cerimônia, juramento, na sua mente.

Vovó esquece facilmente a historinha que você acabou de contar para ela, mas ela é capaz de lembrar e com detalhes as cenas que aconteceram há 60 anos, do nascimento do papai. A idade avançada ou algum tipo de doença pode fazer com que a pessoa perca sua memória de curto prazo, preservando a memória de longo prazo.

Resumo:

1. Temos "dois" cérebros que processam um fenômeno chamado "mente".

2. O cérebro percebe do que se trata, usando os órgãos sensoriais: visão, olfato, tato, audição, paladar. Isso tudo se resume em uma palavra: percepção.

3. Os órgãos sensoriais funcionam como "radares". Captam tudo que vemos, sentimos, etc., e levam para uma determinada área do cérebro.

4. A identificação e o processamento das sensações agradáveis ou desagradáveis é a Consciência, *Ch'i*, que forma o fenômeno que chamamos de Mente (ou *Shen*, 神 em chinês)

5. Dependendo do estímulo externo, o cérebro emite um impulso e o codifica imediatamente. Exemplo: ao pegarmos uma fruta azeda, o cérebro já a havia identificado em frações de segundos, muito antes da sua mordida. É aqui que entra a Mente Racional, que lhe diz em forma de comando: é limão, não coma! (Cérebro Esquerdo). Mas, ao mesmo tempo, a pessoa já está salivando, "inconscientemente", por pensar no suco de limão (Cérebro Direito).

6. A Mente também percebe e identifica algo desagradável, que no passado nos causou medo e traumas, principalmente medos e traumas herdados de nossos pais: o que ouvimos, observamos e aprendemos. As crenças e os falsos valores do passado geram os temidos "Bloqueadores" e os "Sabotadores".

A CONSCIÊNCIA (*CH'I*) É A FORÇA E O PODER DE TRANSFORMAÇÃO DE CADA SER

Na visão da Medicina Chinesa, o Corpo-Mente é um todo integrado, gerando um círculo de interação entre os sistemas internos e seus aspectos emocionais. As emoções são parte natural da existência humana e nenhum ser humano está livre de sentir tristeza, fúria, raiva e/ou preocupações. As emoções somente se tornam causas patológicas quando forem particularmente intensas e, principalmente, quando forem prolongadas, especialmente se não são expressas ou reconhecidas. Uma vez que o Corpo e a Mente formam um todo integrado e inseparável, as emoções podem não só causar um desequilíbrio, como também serem causadas por estes. Exemplo: Estado de medo e ansiedade por um longo período pode causar deficiência do *Qi* do rim, 腎 (pronuncia-se: *Sheng*).

Para se ter equilíbrio físico e emocional, é necessário haver uma relação harmoniosa entre o indivíduo, suas relações e o meio ambiente, isto depende de:

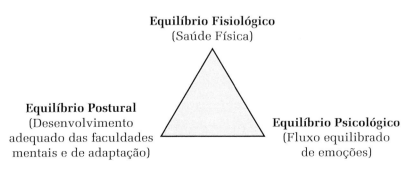

Nossos órgãos dos sentidos trazem para dentro de nós imagens mentais, nossos conceitos e preconceitos. Os excessos de atividade intelectual, de expectativa e de frustrações sobrecarregam nosso raciocínio, gerando emoções perversas e negativas. O excesso de expectativas gera hostilidade ou ameaças interiores nas pessoas, e a reação da nossa mente perturbada é fazer com que tenhamos um comportamento depressivo ou agressivo diante das situações de conflito. A expectativa tem como origem a Energia do Coração (*XinQi*), é a necessidade do ego de querer, de possuir, de dominar cada vez mais. A função da mente (神) em equilíbrio reduz a expectativa neurótica, vitaliza o corpo e a consciência, dá força de firmeza na personalidade; sua desorganização causa interpretações errôneas e alterações da realidade.

O excesso de pressão no trabalho pode resultar de um ou mais fatores como: insegurança, ganância, pressão dos companheiros do grupo, perfeccionismo, ambição, das perdas ou infelicidades que levam a pessoa a aumentar ainda mais seu ritmo de trabalho, podendo esgotar a energia do organismo.

A partir dos 35 anos, vem um período para repensar a vida, com todas as suas crises e reflexões, o que permitirá a criação de um novo modelo de vida.

A idade, antes de ser biológica e/ou mental, é essencialmente ENERGÉTICA, *Ch'i*, e deveria ser tratada como tal desde cedo, praticando-se MEDITAÇÃO como forma de acalmar o espírito e deixar a mente flexível, para poder receber *INSIGHTS* tão importantes às suas experiências de vida e assim reconhecer os seus Karmas, e observar que a vida é simplesmente um jogo de causa e efeito.

EQUILÍBRIO

"Poupar Energia sem ser sedentário.

Viver intensamente todos os momentos,
sem euforia.

Viver com tranquilidade,
sem se tornar melancólico.

Comer apenas o essencial sem exageros.

Manter o espírito em paz e ter consciência
das suas transformações."

A maioria das respostas a um padrão de imagem mental está ligada a situações em que nós mesmos nos colocamos, ou seja, projetamos algumas situações que esperamos concluir e nos apegamos a elas, mas no momento em que esta expectativa não é atendida, torna-se frustração, isto é, diante do mecanismo criado pela projeção de uma imagem mental.

As imagens mentais adquiridas da nossa sociedade primária, "pais", acabam conflitando com os nossos momentos presentes e, se de alguma maneira estas "armadilhas" não forem desativadas ou minimizadas, teremos quadros visíveis de alterações de adequações internas e externas frente às imagens mentais solidificadas pelo decorrer do tempo. – A cristalização dessas armadilhas se transformará em um bloqueador.

RECONHECENDO O INIMIGO: BLOQUEADORES 鎖定

Bloqueadores são como correntes de aço confeccionadas pelos nossos medos, frustrações, anseios, tradições, culturas, imposições da sociedade, escolas, família, amigos, colegas de trabalho e chefes. Eles formam divisórias invisíveis, que alteram nossa percepção do mundo, da realidade em que estamos vivendo.

São elos de aço que construímos ao longo dos anos, transformamos em correntes para aprisionar os nossos temores e mágoas do passado, tornamo-nos reféns da nossa própria armadilha. Expandir nossa consciência significa ter de romper esses pequenos elos; então, teremos uma visão sobre a interdependência da vida e sobre nós.

Os bloqueadores impedem nosso sucesso

Os bloqueadores travam o desenvolvimento da potencialidade, que todo ser humano possui, de renovação, criação, produção e sucesso na vida.

Aprendemos, desde criança, que, para sermos bem-sucedidos na vida, temos de estudar nos melhores colégios e universidades, em seguida fazer pós-graduação, mestrado, doutorado e mais uma longa lista de especializações, mas tenho visto um número considerável de pessoas, que estudaram muito, desempregadas hoje. Com certeza, há bloqueadores impedindo o sucesso profissional delas. Muitas seguiram a carreira do pai ou da mãe, mas não tinham a menor vocação.

Um jovem criativo, talentoso e sensível queria ser ator. Mas o avô, o pai, os tios eram advogados e o obrigaram a estudar Direito. Ele seguiu a carreira dos homens da família, mas foi um fracasso como advogado. Teria sido um ótimo ator e uma pessoa realizada e feliz, não fosse o bloqueador: "medo de decepcionar a família e de não ser aceito".

Crenças antigas limitam, bloqueiam e sabotam o sucesso e a felicidade das pessoas: "Todo rico é mau, corrupto, desonesto, mesquinho"; "É mais fácil um camelo passar por um buraco de uma agulha, do que um rico entrar no reino do Céu"; "O rico é mau"; "O pobre é bom".

Pessoas que pensam assim não terão sucesso na vida profissional. O bloqueador "ganhar dinheiro é mau" vai gerar um sabotador: essa pessoa trabalha muito, faz tudo certo, mas na hora de fechar um negócio, de forma inconsciente, comete um erro banal e põe tudo a perder.

De fato, a história da humanidade revelou que reis, imperadores e políticos se corromperam e até se envolveram em lutas sangrentas com traições para ter poder. Uns matavam, outros saqueavam, guerreavam e escravizavam os mais fracos, roubavam seus bens, terras, cultura, mulheres e crianças. Assim surgiram os grandes impérios e nações, mas os que sobreviveram até nossos dias foram aqueles que venceram seus bloqueios, acreditaram que poderiam construir um mundo melhor. Aqueles cuja contribuição científica, tecnológica, artística, filosófica e espiritual continuou cada vez mais viva e presente, até nossos dias.

Ser bem-sucedido profissionalmente e enriquecer é ótimo: vai gerar empregos, melhorar a qualidade de vida das pessoas, contribuir para que outras saiam da pobreza e tenham uma vida digna. Nem todas as pessoas ricas são más e individualistas. Tudo depende da arquitetura mental de cada um.

Arquitetura mental 心理結構

O modelo como vemos o mundo depende da arquitetura mental de cada pessoa.

O cérebro depende dos estímulos que damos a ele. Ele é um processador.

Quem passou por uma infância pobre poderá vir a ser um adulto ganancioso, um homem mesquinho e avarento, com medo de se tornar pobre novamente. Poderá também ser o oposto: um mecenas, o rico que busca melhorar a vida dos mais pobres, para que não sofram o que ele já sofreu na infância.

Quem viveu em lugares frios, úmidos e escuros, na vida adulta detestará o inverno e ambientes assim. Vai criar um bloqueador para essas situações. No inverno, essa pessoa ficará deprimida, gripada e recolhida, desenvolve a tendência de adoecer no inverno; já vi gente que passa mal no trabalho porque trabalhava no frigorífero, por lembranças dos sofrimentos da infância. E o aumento do índice de suicídio no inverno na Europa ou em Nova York?!

Confúcio, há 2.450 anos, dizia que temos o cérebro *Yin* e o cérebro *Yang*. No início da vida, somos todos inocentes, mas, com o passar dos anos, vamos sendo moldados, como já colocamos, pela família, sociedade, etc. Se a primeira experiência do ser humano foi negativa, como o medo, o primeiro pilar da vida dessa pessoa será o medo. Uma vida construída sobre o medo não é saudável.

Como já sabemos, a Medicina Chinesa considera também a genética, chamam de Energia Ancestral, lá estão armazenados o DNA, o *Jing*, o material que herdamos de nossos antepassados, de geração em geração; assim que o óvulo é fecundado pelo espermatozoide.

Todos os tipos de experiências, como os traumas vividos no início de nossas vidas e na infância, ainda que não nos recordemos, no futuro causarão sensações desagradáveis, como repulsa, tristeza, medo, etc. Elas ficam armazenadas em nossa memória. Onde? Na camada mais superficial do cérebro: na região cortical. Esqueceu? Volte a ler o Capítulo 3 – Anatomia do cérebro!

Mas nem todas as memórias
são cinzentas e tristes.
Muitas são AZUIS!

Era uma vez um garotinho de 3 anos que, pela primeira vez, foi com seu pai ver o mar. O dia estava radiante, o sol brilhava e o céu era azul, como o mar. O garotinho sentiu o calor do sol em sua pele, ao vestir o calção de banho que seu pai lhe deu. Era um lindo calção azul.

Ganhou também uma sandália de borracha azul. Felizes, o pai e seu filhinho entraram no mar. A água estava morna e límpida, tão limpa que dava até para ver alguns peixinhos azuis.

O garotinho jamais havia experimentado aquela deliciosa sensação: as ondinhas do mar, indo e vindo. Era mesmo uma delícia brincar com seu pai, no mar azul, que parecia não ter fim. Quando saíram da água, um sorveteiro com uniforme azul ofereceu-lhe um picolé. O pai comprou-o para ele e pela primeira vez o garotinho experimentou um novo sabor gostoso e geladinho. Sobrou apenas o papel que embrulhava o sorvete. Era azul como o mar, o céu e os peixinhos.

O garotinho ficou muito alegre, muito feliz, e seu pai também. Brincaram muito e jogaram bola. A bola era azul. Foi um dia tão feliz que o garotinho jamais esqueceu.

Muitos anos depois, já adulto, aquele garotinho tornou-se um empresário, que costumava ir ao *shopping* comprar camisas. Lá havia várias lojas de camisas: brancas, vermelhas, amarelas e uma azul. Adivinhem em qual loja ele vai entrar?! Certo!!! O empresário entrava na loja azul. Havia no interior da loja várias araras com os mais diversos modelos e cores de camisas. Que cor da camisa ele vai escolher?! O empresário comprou 3 camisas, de diferentes modelos: todas azuis! Azul era sua cor predileta. Azul proporcionava a ele a mesma alegria e as mesmas sensações agradáveis daquele domingo na praia.

Fim do mundo

Dizem que em dezembro de 2012 o mundo vai acabar.

Vocês acreditam nisso? Pois é eu acredito assim como milhares de pessoas tem essa crença.

De acordo com o calendário maia, a profecia de Nostradamus e outros místicos previam , o mundo iria acabar em 2012! Parece desesperador, mas não é não... Acredito que o que irá acontecer é o surgimento de uma nova ordem, uma nova forma de pensar, as pessoas que não se adequarem a esse novo sistema de pensamento, sua arquitetura mental vai ruir! Não é o mundo físico mas a arquitetura mental que entrar em colapso, observamos a evolução da sociedade humana , desde a revolução da agricultura, revolução industrial e capital, estamos na era plena da revolução de informações, exemplo do *icloud*, tráfego de internet e todas as novas redes de comunicação; as distancias se encurtaram e o tempo e espaço se contraiu.

Parece que o tempo voa e a noção do espaço ficou estreita, como seu cérebro processa essa informação? Quem não estiver preparado para enfrentar essa nova ordem com certeza vai estar em conflito e causa sofrimento. Portanto haverá uma reforma de nossa arquitetura mental, na maneira de interpretar essa nova realidade. Enquanto você está lendo este livro em sua volta está acontecendo programas de televisão, conversas e fofocas que são inaudíveis, mas basta o aparelho codificador que chamamos de televisão, celular você vai ver e ouvir todas as informações que estão a sua volta.

***

A REPETIÇÃO DE PENSAMENTOS NEGATIVOS E EXPERIÊNCIAS NEGATIVAS DO PASSADO SÃO MAIS FREQUENTES QUE AS ALEGRES E POSITIVAS. POR QUÊ?

Quando temos medo de algo, nosso sistema endócrino secreta o hormônio do estresse, que se chama catecolamina. Ele provoca sudorese, aumento do batimento cardíaco, secura na boca, dor de estômago, vista turva e outros sintomas desagradáveis, mas para o cérebro esse hormônio é um estímulo e pode ser interpretado como um impulso que vai mantê-lo ativo. O cérebro fica dependente, fica viciado nesse estímulo para se autorrecarregar. Recentemente um estudo científico comprovou que o hormônio do estresse provoca uma dependência física e psíquica nas pessoas. Nosso cérebro, como já sabemos, é uma espécie de superbateria autorrecarregável. Qualquer estímulo externo, captado por nossos órgãos sensoriais, gera impulsos elétricos, que irão "alimentar" essa superbateria; um estudo realizado, por meio de cálculos, sobre a potencialidade desta bateria, revelou que:

1. A coleta de todos esses impulsos nervosos elétricos, medidos pela projeção de cálculos, em um adulto de 40 anos, daria para iluminar uma cidade de 60.000 habitantes!

2. Esses impulsos elétricos são gerados pelo cérebro e transmitidos pelos neurônios (seus fios elétricos).

O cérebro não reconhece se esses impulsos são bons ou ruins. Quem interpreta é a mente. A mente é quem identificará: este é bom, este é ruim, é prazer, não é prazer. Lembram-se do capítulo Cérebro e Mente? Volte lá se for preciso!

Compreendemos agora porque os atletas, os esportistas em geral, ficam viciados em adrenalina, pois necessitam manter o cérebro estimulado.

Fácil verificar porque os atletas, os ginastas, os que praticam esportes radicais têm mais força e tolerância que uma pessoa comum. A bateria deles está sempre carregada. A prática de exercícios físicos sempre recarrega a bateria. Inclusive quem está começando a se exercitar agora. Com certeza vai sentir mais disposição e alegria após malhar na academia ou no parque.

Filmes de terror, de ação também deixam as pessoas agitadas: é o mesmo caso dos atletas. Há uma descarga de adrenalina que excita e recarrega o cérebro. Não são recomendáveis à noite, assim como os exercícios aeróbicos, pois com tanto ânimo e agitação surge a insônia (cérebro está excitadíssimo!).

Quando ficamos tristes, nosso cérebro descarrega a bateria. E como! Nada consome mais nossa energia e causa estresse do que a tristeza e a preocupação. Ficamos com a bateria fraca, a atividade fisiológica fica ineficiente, a imunidade despenca e o nosso organismo se enfraquece e se torna vulnerável, o cérebro vai ter de repetir todo o processo descrito acima para recuperar a energia perdida. Mas muitas vezes pode repetir os comandos que ativam nossa memória negativa. Pois é, mas a culpa não é do cérebro, mas das crenças, valores e estereótipos processado pela nossa mente, que herdamos de nossos antepassados e da sociedade onde nascemos e fomos educados.

Como os bloqueadores travam a circulação da nossa energia

O primeiro sintoma é a confusão mental. Mente confusa gera uma vida confusa, desordenada, indisciplinada, com uma avalanche de problemas de ordens física, emocional e de relacionamento. Evolui para a somatização e o surgimento de doenças.

Temos de manter a consciência "limpa": expandir a consciência e mantê-la tranquila, mas como é difícil nestes dias tumultuados!

Atualmente não há lugar para perdedores. É proibido perder qualquer parada!

A única perda admitida e elogiada é: perder peso!

Quem perder o cargo, o emprego, a forma, a beleza, a grana, o *status*, a família e a graça está literalmente "ferrado". Assim, 99% das pessoas, incluindo as crianças, buscam ser eficientes. Mas será que ser eficiente é a solução para sermos realizados e felizes?

CAPÍTULO 5

EFICIENTE E EFICAZ
高效和有效的

Muitas vezes a repetição de erros gera bloqueios. O medo de errar e perder traz o sentimento de culpa. A maioria das pessoas opta por seguir as regras, seja na escola, na empresa, na sociedade, na vida em geral. Elas consideram que precisam ser eficientes!!! Seguindo a regra nós não nos comprometemos, não cometeremos erros. O raciocínio é este: se eu errar nisso ou naquilo, não tive culpa, pois eu segui as regras. Não preciso assumir os riscos.

O QUE SIGNIFICA SER EFICIENTE E EFICAZ?

Na vida pessoal ou empresarial, "eficiente" vem de "eficiência", é quem realiza uma função corretamente. "Eficaz" vem de "eficácia", é quem resolve, rapidamente, uma situação ou problema.

QUANDO NECESSITAMOS SER EFICIENTES OU EFICAZES?

"Maria é uma excelente empregada doméstica. Trabalha na mesma residência há dez anos e seus patrões confiam muito nela, pois é uma funcionária honesta e eficiente. Como a casa é muito grande, os patrões de Maria contrataram Sueli, para auxiliar Maria nas tarefas domésticas. Sueli é jovem e inexperiente, meio destrambelhada, tem muito o que aprender, mas parece ter boa vontade. Assim que começa no emprego, Sueli vai ao supermercado com a patroa. Maria prepara o almoço, quando é surpreendida por um grande vazamento no banheiro da casa. É água por toda a parte. Maria, desesperada, chama o síndico, o zelador, mas eles estão em horário de almoço! Corre em busca de panos para impedir que a água invada a casa toda, mas é impossível. Resolve então ligar para os bombeiros, mas, assim que pega o telefone, em meio ao caos, eis que a porta do apartamento se abre. Entram a patroa e Sueli, a nova empregada. A patroa, diante da cena, tem um piti! Maria chora. Sueli, tranquilamente, atravessa a sala alagada, vai ao banheiro e desliga o registro. A inundação cessa. Maria foi eficiente, trabalhou duro com pano, balde e rolo, tentou impedir o vazamento, mas se esqueceu do principal: fechar o registro! Sueli, a novata, foi eficaz!

Nas empresas, nos cargos de liderança, o que importa é a eficácia. Gerentes e diretores precisam ser eficazes. Para os que desempenham tarefas repetitivas, fundamental é a eficiência.

Vamos imaginar um gerente que necessita aumentar o faturamento da empresa em que trabalha. Ele tem uma verba de R$ 100.000,00 para realizar isso. Faz o orçamento, tudo certinho, planeja as ações de *marketing*, mas, para economizar, faz apenas uma mala direta. Benfeita, bem impressa, com *mailing* adequado, tudo certinho, a tal mala direta traz retorno mínimo; apenas 1%. Ele foi eficiente: não atingiu a meta, mas também não deu prejuízo à empresa.

Em outra empresa, em uma mesma situação, outro gerente consegue um resultado bom: aumentou 2% do faturamento, mas gastou R$ 400.000,00, quatro vezes mais!!!, em campanha publicitária veiculada na TV, rádio e mala direta. O gerente foi eficaz na escolha da campanha, da mídia, arriscou, mas não foi eficiente. Gastou 4 vezes mais do que o orçamento da empresa, e não faturou o necessário. Ele foi irresponsável. A empresa ficou no vermelho e ele perdeu o emprego.

Temos de calcular cada atitude e passo em nossa vida particular e profissional. Identificar os momentos de sermos eficientes ou eficazes.

A repetição de erros gera bloqueios: medo de errar, de perder e sentimento de culpa.

Profissionalmente, a maioria das pessoas não arrisca, prefere seguir as regras. Fazem tudo certinho, porém, sem criatividade. Sem criatividade não dá! Estaríamos na Idade da Pedra!

Medo de ousar, de criar, é um bloqueador e tanto!

Em uma pane no avião, o piloto tem de ser eficaz e não pode ser eficiente, isto é, seguir a regra ou o manual de procedimento; não há tempo para isso! Ele não pode errar, esperar e muito menos ter medo... – tem de resolver e rápido senão o avião cai!!!

O bombeiro tem de ser eficaz, porque o fogo é.

O policial tem de ser eficiente e eficaz, é a efetividade. E quem exerce efetividade é efetivo!

Posso concluir que o ideal é que sejamos todos eficientes e eficazes sempre! Essa dupla qualidade em um ser humano chama-se efetividade. Não é fácil, mas também não é impossível. Ninguém nasce eficaz e eficiente em todos os aspectos de sua vida. Isso não se aprende na escola, mas com a vida. Quem não arrisca está fugindo da luta. Quem foge da luta foge da vida. Temos de suportar as dificuldades da vida e seguir em frente. Todos nós temos problemas. Quanto mais apanharmos da vida, mais força teremos para prosseguir. Um bom exemplo são os lutadores campeões de MMA (Mixed Marcial Art ou Vale-Tudo no Brasil). Eles apanham, caem, levantam, recebem golpes de novo, até, no momento "certo", aplicar aquele "contra-ataque" fatal (lembra-se da amígdala), virar o jogo e vencer! O medo também faz parte da vida de um campeão, principalmente quando ele é derrotado, mas ele o enfrenta, o encara face a face, é isso que faz a diferença, é o "Mais" que torna um lutador diferente. Talvez na vida esse "Mais" é que faz a diferença; apaixonar-se mais, divertir-se mais, trabalhar mais, meditar mais, viajar mais... Superar uma derrota e voltar ao combate, seja no ringue ou na vida, isto sim é uma das principais qualidades de um vencedor. Desejo este "Mais" a todos os leitores...

Existe um pensamento que diz: "Para vencer na vida, não importa como você bate e luta, e sim o quanto aguenta apanhar e continuar lutando; o quanto você pode suportar e seguir em frente". É assim que se ganha!

Tanto em nossa vida pessoal como na profissional temos de atingir nossa meta, a qualquer custo. Vimos que o ideal não é sermos eficazes ou eficientes, mas a "efetividade".

Efetividade:
Saber ser eficiente e eficaz.

Na busca da "efetividade", a maioria das pessoas fica indecisa. A indecisão gera o bloqueador, no hemisfério direito do cérebro, nosso cérebro *Yin*, onde ficam armazenadas as imagens e as sensações das experiências do passado.

É necessário aprendermos a controlar o hemisfério direito de nosso cérebro, para que não bloqueie nossas decisões. É mais ou menos assim: o hemisfério esquerdo, racional, diz: Vá! O direito diz: Não vá! É uma briga e tanto!

Para que nossa decisão seja "certeira", é preciso que os dois hemisférios cerebrais, *Yin* e *Yang*, trabalhem e cooperem mutuamente, em uma situação quando só há dominância de racionalidade a pessoa deixa de observar pequenas falhas ou erros, até às vezes fica sem criatividade para a solução do problema; por outro lado, quando só há dominância do cérebro *Yin*, o cérebro direito que processa imagens e sensações, a pessoa tem dificuldade de planejamento, disciplina e condução do negócio, não consegue executar, colocar na prática suas ideias e vive divagando em seus pensamentos. Você já viu a maioria dos artistas muito criativos, como eles organizam suas vidas?!! Há o exemplo de Van Gogh, gênio da pintura, que morreu totalmente desconhecido.

Parece quase impossível termos o poder sobre nosso cérebro. Mais à frente você verá que essa possibilidade existe. Depende apenas de seu esforço, de disciplina e determinação.

O autossabotador ou a sabotagem é diferente: a pessoa tem tudo para vencer na vida, sempre faz tudo certo, mas na hora "H" falha! Cria um sabotador: "Você não é merecedor disso". Mais à frente entraremos neste assunto, mas repito: tanto os bloqueadores como os sabotadores estão intimamente ligados ao seu passado que faz parte de sua arquitetura mental.

CARROÇA DE CAVALO DO SUN TZU (ARTE DE GUERRA)

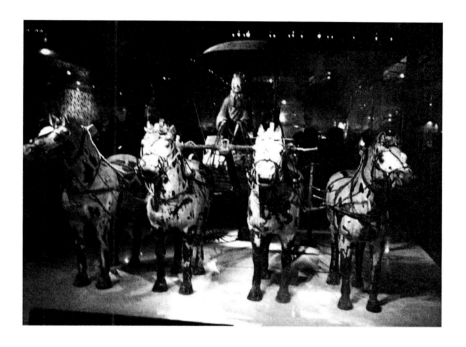

A carroça de guerra dos soldados de Xian era muito temida pelos inimigos, pois com ela os soldados podiam transitar rapidamente pelos corredores da grande muralha da China, deslocar-se com rapidez no meio do campo de batalha, era uma verdadeira máquina de guerra. Eram conduzidas por uma equipe, em missão, formada por um cocheiro habilidoso, quatro soldados bem treinados, dois arqueiros e um oficial, no comando.

Lembro-me de um conto do Sun Tzu da época do Período dos Estados Combatentes, 春秋戰國 (750 a.C. a 403 a.C.), que passam de dinastia em dinastia o seguinte ensinamento:

"Quando você descobre que está conduzindo uma carroça de guerra 戰車 com cavalos mortos pelas echas e lanças do inimigo, no meio da batalha, a melhor estratégia é abandonar imediatamente a carroça". Muitos cocheiros, soldados e oficiais recusam-se a abandonar a carroça e continuam a usar práticas de luta corpo a corpo, que se tornaram obsoletas e perigosas naquela época.

Ameaçam a equipe com castigos e demissões.

Aplicam lei marcial aos cocheiros e soldados.

Rebaixam patente do oficial.

Trocam o cocheiro 馬車夫, soldados 軍事, arqueiros 弓箭手 e oficial 官.

Compram um chicote mais forte, mais espadas, echas e lanças para a nova equipe.

Melhoram as rodas, a plataforma e o chassis da carroça.

Criam um comitê de sábios para estudar a equipe.

Of General 將軍 declara: "Esta é a estratégia de guerra que sempre usamos".

Visitam outros feudos para ver como eles conduzem cavalos mortos com carroça mais leve e moderna.

Criam uma estratégia para a equipe de usar carroças e cavalos mortos como escudos de defesa no campo de batalha.

Contratam outras equipes de cocheiros, soldados e oflciais para conduzirem a carroça com cavalos mortos.

Contratam um sábio para motivar os cavalos mortos.

Levam o cocheiro, soldados, arqueiros e oflcial para reaprenderem a arte de conduzir carroça com cavalos mortos nos templos de Shao Lin (Meca dos lutadores de Kung Fu).

Instalam um sistema na carroça que faz cavalos mortos correrem mais rápido.

Declaram que cavalos mortos são melhores, mais rápidos e mais baratos para puxar carroça.

Formam um conselho de sábios para pesquisar usos para cavalos mortos.

Criam um grupo de estudo para melhorar a carroça como proteção dos soldados.

Revisam os requisitos de desempenho para equipe com cavalos mortos.

Mudam os requisitos operacionais e declaram: "Nossa carroça de guerra é melhor".

Incluem no orçamento uma verba para melhorar o desempenho da equipe com cavalos mortos.

Atrelam vários cavalos mortos para aumentar a velocidade.

Promovem toda equipe a comandante.

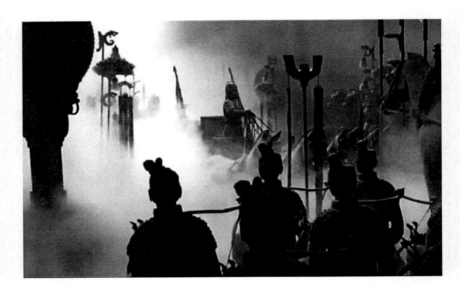

No mundo de hoje, com globalização e tráfego intenso de informações, em que flexibilidade e rapidez é que contam, as oportunidades passam como biga voadora com seus cavalos alados e não voltam uma segunda vez. Novas oportunidades e desafios exigem que olhemos nosso trabalho sob perspectivas diferentes, novos valores e novas atitudes; é reinventar, fazer a reengenharia. É preciso abandonar a comodidade e a segurança dos cavalos mortos, ou seja, do continuísmo, da inércia, da mesmice, da zona de conforto!

O avião não teria sido inventado, se Santos Dumont ficasse acomodado com o sucesso de seus balões dirigíveis. Perspectivas diferentes, com novos desafios para o mundo de informações, abriram os caminho para Bill Gates, Mark Zuckerberg e Steve Jobs nas suas invenções. É a busca do novo, do desconhecido, como grandes navegadores do passado.

Neste processo de desafio, da inovação e da busca de transformações, os cavalos mortos representam os temores, medos, inseguranças e traumas do passado das pessoas; autocrítica, julgamento e condenação são carroças tombadas nas batalhas diária das pessoas; preconceitos, suposições e paradigmas obsoletos são as lanças e as flechas que bloqueiam nossa criatividade e coragem de arriscar, impedindo-nos de sair da zona de conforto.

Como escapar destes bloqueios mentais e libertar nossa imaginação?

Quando apresentei o texto acima em um dos treinamentos de Shiou Hsing no Spa Ch´nTao, e pedi para os participantes escreverem sobre seus cavalos mortos, aqui estão alguns exemplos:

"Continuo montado nos cavalos da timidez, do medo de me expor, do receio de me mostrar ridículo. O pior é que tenho plena consciência de que esse cavalo está morto há muito tempo e que já começaram a aparecer os urubus...".

"Medo de arriscar um novo caminho.
Não mexer no time que está ganhando.
Optando sempre pelo mais confortável e conhecido."

"Eu sinto que não me autorizei ainda a assumir posições de maior destaque profissional e pessoal e, consequentemente, não obtive a recompensa financeira e de realização; entretanto, sinto que sou muito capaz e realizador, isso gera um conflito e um desgaste emocional muito intenso. Às vezes me pergunto os porquês e fico confuso, surge a vontade de fugir, depois vem força para reagir – isso é cíclico."

"Gostaria de ter a mente aberta para trocar de emprego, mas sempre me vejo em trabalhos em que tudo cai nos meus ombros, ficando mais difícil a mudança."

"Gostaria muito de me desfazer de coisas antigas guardadas, mas sinto dificuldade, pois tudo tem um significado."

Capítulo 6

BLOQUEADORES
鎖定

Afinal, o que são os bloqueadores da nossa mente?

Na língua chinesa, bloqueadores podem ser traduzidos literalmente como: "cadeado muito firme", são como cadeados invisíveis que nos trancam e nos impedem de sair dos estreitos limites impostos pela corrente de aço que construímos ao longo dos anos de vivência. Os cadeados são feitos de nossos medos, frustrações, ansiedades e imposições da sociedade, família, colegas e superiores. Por isso, quando se sentir paralisado e incapaz de pensar diferente, relaxe e procure enxergar aonde está a chave, talvez ela terá de ser construída por nós mesmos. A disciplina, a tenacidade, a coragem e o amor são chaves para a liberdade, abrindo esses cadeados com suas pesadas correntes feitas pelos elos do sofrimento.

CAUSAS DOS BLOQUEADORES

- Traumas vividos no passado: condicionamento, educação repressora, maus-tratos na infância, abandono;
- Crenças: repetição de antigos conceitos, superstição, religião;
- Falsos valores estabelecidos pela sociedade.

Aquele filme, *Defivolta ao passado*, foi bem interessante e divertido, mas na realidade o passado já era. O que passou, passou. Não podemos voltar no tempo e corrigir isto ou aquilo, mas podemos viver o presente sem repetir os mesmos erros do passado.

"Nunca devemos voltar atrás, nem tentar fazê-lo. A essência da vida é ir em frente. A vida é uma rua de mão única." Dizia Agatha Christie, escritora inglesa de romances de suspense.

Nossas crenças e valores têm raízes profundas.

Crença

Tem tudo a ver com a cultura e religião, mas até que ponto?

No mundo ocidental cristão, o Natal é a data mais importante a ser festejada. No sentido religioso deveria ser cultuado com simplicidade, orações e presentes ao aniversariante: Jesus Cristo. Mas a sociedade de consumo, aos poucos, contaminou o mundo ocidental com o vírus das compras, presentes para familiares e amigos, a ceia repleta de iguarias e bebidas, a união da família, a falsa confraternização universal em volta de árvores de Natal, luzes, enfeites aqui e ali. Os *shoppings*, as lojas e as ruas ficam abarrotados de pessoas enlouquecidas e empacotadas, ao som da cantora Simone, massacrando nossos neurônios, 24 horas seguidas!

Nos EUA e na Europa, há um exagero na decoração das ruas, casas e edifícios. As canções de Natal europeias fazem até um bicho-preguiça chorar! É uma tortura emocional sem limites.

Um mês antes do Natal, as pessoas que já não têm família, os solteiros, os divorciados e solitários entram em depressão, surtam mesmo!

"Não conseguirei passar o Natal sozinho!"

"Também não quero passar o Natal com estranhos!"

"Quero sumir!"

"Vou beber até cair e dormir!"

"Quero matar todo Papai Noel que encontrar!"

E segue assim o "Comboio dos desesperados do Natal!".

Pela tradição, isto também pode ser um bloqueador, o Brasil seguiu à risca o modelo europeu e americano: o Natal é uma potente estratégia da sociedade de consumo, para acelerar e aumentar as vendas, os lucros dos comerciantes, dos fabricantes, enfim, do PIB! Por causa dessa maldita sigla – PIB –, muitas pessoas já se suicidaram no Natal! Elas foram vítimas de um bloqueio emocional perigoso: o cérebro direito encontra em seu arquivo as lembranças da infância, dos pais, dos presentes e da família reunida. Os sentimentos vivenciados no passado invocam as emoções no presente. Que absurdo, sofrer todo Natal por coisas que passaram! E lá vem a tristeza, a saudade, o abandono, a solidão, a baixa estima. O sofrimento bloqueia o raciocínio do cérebro esquerdo:

— Ei, você! No Oriente não é Natal. Na China e na Índia não é Natal. Nos países islâmicos, não é Natal. A cultura é outra, as crenças são outras, o calendário é outro. Lá é um dia como outro qualquer. Que sorte tem os perus e os leitões nesses países!

Na Medicina Tradicional Chinesa, os bloqueadores funcionam como a estagnação de nossa energia primordial. Isso, como já foi mencionado, causa distúrbios emocionais e físicos. Aqui no Ocidente, sofremos no Natal, no *Réveillon*, no Dia das Mães, Dias dos Namorados, Dia dos pais, etc.

"Crenças fortemente enraizadas e cristalizadas, ainda que falsas, atraem indivíduos e grupos, como areia movediça. Um bom exemplo, no século atual, é a opinião pública. Fabricam ídolos e assassinam o indivíduo. Hoje, mais do que nunca, todos desejam ser 'celebridades', mesmo que nada tenham realizado de importante à humanidade. Mesmo que seja por 5 minutos." Quantas pessoas ficam conectadas direto no Facebook, Twitter, etc., precisam ser seguidas e seguir!!!

Valor

Valor é sempre subjetivo. Também depende da sociedade em que vivemos: cultura, economia, política, etc.

Ao jogarmos uma nota de R$ 100 reais na Avenida Paulista, ao meio-dia, provocaremos uma rebelião de pessoas disputando a nota, ainda que esteja suja ou amassada. A mesma nota de R$ 100 reais ou um milhão delas, dada a uma tribo selvagem, que vive isolada na selva sem contato com a civilização moderna, não significa absolutamente nada. Peixes, bananas e outras coisas necessárias à sobrevivência da tribo terão um valor imensurável. Da mesma maneira, um copinho de água para um homem perdido no deserto. Ele pagará milhões de dólares por ele – se os tiver – para salvar sua vida. Em Nova York, um copinho de água custa U$ 1 (um dólar).

Valores são relativos e subjetivos, depende da necessidade de cada pessoa, muitas vezes essa necessidade é neurótica, como consumismo, narcisismo, como roupa de grife, a bolsa que custa mais de cinquenta mil dólares. Pena que a grande maioria das pessoas ainda sofra por eles, a ponto de adoecerem.

Estereótipos

Além das falsas crenças e valores que geram bloqueadores, os estereótipos são responsáveis pelos mais terríveis bloqueios! Estereótipos formam tribos, ditam regras e tendências da moda; permeiam nossa vida diária. Estereótipo é um conceito falso, infundado, sobre pessoas ou grupos. É uma imagem preconcebida e sem fundamento. Muito usado no Ocidente, por humoristas, socialmente passaram a ser aceitos como uma forma inocente de discriminação, homofobia, xenofobia, intolerância racial e religiosa. O estereótipo social pode ser definido como crença coletivamente compartilhada por meio da percepção, vivências socioculturais, que permanecem na consciência individual.

Social e psicologicamente produzem mais crenças negativas que positivas. Para não ser discriminado, o indivíduo passa a "representar" papéis na sociedade onde vive. A necessidade de aceitação social, seja na família, em grupos e empresas, muitas vezes acarreta problemas psicológicos. Uma vez rejeitado ou com medo de ser rejeitado, o indivíduo manifesta vários bloqueios, entre eles a frustração, o medo e a baixa estima. Outras vezes, torna-se violento, intransigente, repressor e egoísta (aquele que só vê o próprio EGO).

Quantas vezes você ouviu alguém afirmar que:
"Em time que está ganhando não se mexe"?

Falso ou verdadeiro? Eu afirmo que é falso. Devemos mexer em qualquer time que esteja ganhando, seja na empresa, no esporte, em todos os empreendimentos. Nas vitórias é que estamos em vantagem, uma ótima oportunidade para criar novas estratégias, novos projetos, investimentos e trabalhos.

Muitas empresas familiares deixaram de crescer por serem conservadoras. O pai está idoso e segue o antigo modelo de seu pai de conduzir os negócios. É avesso à modernidade. "Mudar por que, se até hoje estamos bem no mercado?"; "Meu avô dizia que 'em time...'. Aí aparece de repente um concorrente e domina o mercado. Os bloqueadores travaram o pobre homem e impediram a renovação de seu negócio!

TIPOS DE CADEADOS QUE UTILIZAMOS AO LONGO DA VIDA PARA ACORRENTAR NOSSA FELICIDADE

Agora que você já sabe o que é um bloqueador e as suas causas, resolvemos simplificar, classificando-os por grupos. São vários os tipos de cadeados que fecham sua porta da alma:

- Cadeado na Percepção
- Cadeado Emocional

- Cadeados Culturais e Ambientais
- Cadeado no local de trabalho
- Cadeado na expressão da linguagem
- Cadeado para todos os tipos de portas

Vamos conhecer cada grupo e os sintomas que eles apresentam.

O cadeado que fecha nossa porta de percepção

São bloqueios que nossos órgãos sensoriais levam para nosso cérebro processar. Temos aqui seis tipos de bloqueadores da percepção.

1. Vendo o que você espera ver

Este tipo de bloqueador impede que possamos ver claramente nossos problemas e removamos os obstáculos, buscando informações necessárias para resolvê-los. As dificuldades que surgem em nossas vidas, se mal resolvidas ou ignoradas, alteram a conexão cerebral e impedem que possamos entender claramente um problema (obstáculos) em si ou de obtermos as informações necessárias para resolvê-lo.

O ser humano muitas vezes está condicionado a estereótipos. Nem sempre "onde há fumaça há fogo". O fogo pode não ser visto de longe, se houver muita neblina. Não seria importante caminhar até o local da fumaça e averiguar se realmente é um incêndio ou pessoas queimando lixo, antes de chamar os bombeiros?

2. Dificuldade em isolar o problema

Muitas vezes temos vários problemas em nossas vidas que ocorrem ao mesmo tempo. Uma avalanche ou um Tsunâmi que vira nossa vida de cabeça para baixo. Por onde começar?

Devemos imaginar que somos engenheiros que constroem um grande edifício. Eles têm várias plantas e a sequência certa para que a construção ocorra sem erros. Caso haja falhas na construção da rede elétrica, por exemplo, toda a obra será interrompida, até que se repare os problemas na instalação da rede elétrica. Da mesma forma, sabemos que o cérebro processa, através de nossos órgãos de sentido, ao mesmo tempo: visão, olfato, audição, tato e paladar. Assim, diante de problemas, não podemos nos fixar apenas em uma determinada área e bloquear o resto.

3. Tendência em restringir demais o problema

Um executivo está com dor de estômago e seu médico diagnostica gastrite. Ele inicia um tratamento com remédios. A partir desse momento, essa pessoa vai usar sua "gastrite" como desculpa para se afastar dos problemas que precisa resolver em sua vida profissional, familiar, etc. Para tudo ele terá apenas uma resposta: "Desculpe, mas estou com uma gastrite daquelas e…" É o seu inconsciente que está lhe bloqueando!

O ser humano tende, quase sempre, a arranjar desculpas para tudo, em vez de encarar seus problemas de frente.

4. Inabilidade em vê-lo de diferentes ângulos

É bem conhecida a história do ovo de Cristóvão Colombo, o navegante genovês, que descobriu a América. Ele foi desafiado a colocar um ovo em pé, o que as pessoas consideravam impossível na época. Em qualquer ângulo o ovo rolava na mesa, mas Colombo encontrou o ângulo correto e inédito na época: bateu com cuidado a ponta do ovo na mesa, a casca trincou, a ponta ficou achatada e o ovo ficou em pé!

Mas em pleno século XXI a história do ovo de Colombo está esquecida, e o bloqueador ao qual me refiro ainda é responsável por grandes conflitos familiares, empresariais (chefes e subalternos) e ditaduras terríveis!

A maioria das pessoas vê um problema apenas por um ângulo e impõe suas ideias ou opiniões. Certamente, entre duas pessoas, a capacidade de ver um problema do ponto de vista do outro é extremamente importante para manter o tom do debate dentro do limite razoável de educação. É de suma importância aprender a ouvir o outro, ponderar, dialogar e, se o outro estiver certo, ter a humildade de reconhecer e aceitar suas colocações. Caso esteja errado, demonstre seus argumentos com sabedoria e elegância, como fez Cristóvão Colombo.

5. Saturação

Pessoas que exercem sempre a mesma função acham que já sabem tudo, que já atingiram seu limite e estacionam.

Você conhece um chefe ou gerente assim? Um marido ou esposa assim?

— Bota no piloto automático!

O aspecto mais traiçoeiro da saturação é que essas pessoas pensam que têm os dados, apesar de não serem capazes de usá-los, quando precisam. Acostumadas à mesmice criam bloqueios para não mudar nada a sua volta. Conhecem aquela estatueta dos três macaquinhos: um não enxerga, o outro não escuta, o outro não fala o que precisaria ser dito? Ilustraria bem esse tipo de bloqueador. Geralmente ele está presente nas pessoas arrogantes e acomodadas, tanto nas empresas como no casamento.

6. Falha em usar todos os mecanismos sensoriais

Este bloqueador altera a percepção normal da pessoa. Ela não consegue utilizar todos os seus cinco sentidos corretamente. A vida é repleta de problemas. No âmbito profissional, para solucionarmos problemas precisamos ter nossas percepções afinadíssimas. Não podemos negligenciar nenhum mecanismo sensorial. O diretor de uma empresa, um gerente ou um chefe de departamento, muito mais que "ver", tem de enxergar: necessita prestar atenção e observar ao que vê e ouve em seu ambiente de trabalho. Caso seja um chefe de cozinha, além de prestar atenção a tudo que vê, e ouve, também precisa usar muito bem o olfato, o paladar e o tato. E os médicos? Deveriam usar todos.

Cadeados com travas emocionais

Estão ligados a nossas experiências do passado, desde nosso nascimento, que ficaram gravadas na memória. Enquanto os bloqueios da percepção captam tudo o que está ligado aos estímulos exteriores (o que eu vejo, cheiro, escuto e sinto), o bloqueio emocional capta tudo que vem de dentro de nós.

Há pessoas que têm medo. Medo de correr riscos, de expressar uma nova ideia, de convencer os outros de seu valor, de realizar novos investimentos, medo de falhar. Sempre que estiverem fazendo alguma coisa que possivelmente irá expor suas imperfeições, fogem. Deixam de ser criativas e ousadas. Preferem seguir as regras, como já mencionamos nos capítulos anteriores.

"Água mole em pedra dura tanto bate até que fura." O que significa este estereótipo? Medo de arriscar! – Não mude! Não arrisque! Não ouse!

Muitos passam a vida toda certinhos, estagnados, e isso consome uma energia danada! A rotina, a mesmice, a falta de entusiasmo, de criatividade, de novos desafios, leva à depressão, à infelicidade, a enfermidades. Há um poema de Drummond que diz: "Que vida besta, meu Deus!". Sim, a vida sem novos desafios fica besta mesmo!

O homem cria segundo impulsos internos, e ao menos parte da criatividade ocorre numa região da mente que se encontra abaixo do nível consciente.

Ela flui melhor na ausência de neuroses e pode provocar ansiedades, sendo a mente consciente uma válvula de controle da criatividade.

Eis aqui o time dos bloqueadores emocionais:

1. Medo de arriscar

Este bloqueador, como já explicamos, impede a pessoa de assumir riscos. Prefere um emprego em uma empresa que o pague bem, do que ser um empreendedor; além de não arriscar, se der errado o problema não é dele.

É muito frequente nas pessoas que já passaram por um desastre financeiro, quando arriscaram. Elas temem que isso se repita.

2. Sem motivação para administrar o caos

Este é o bloqueador bagunceiro!

A vida já é um caos. As pessoas precisam colocar a vida em ordem. Isso vale até para as tarefas mais simples, como arrumar a casa, as gavetas, a mesa, o escritório, o carro e, para as mulheres, aquela bolsa enorme, onde nenhum homem se atreve a pôr as mãos! — Cadê a chave do carro?

Ocorre que as pessoas com bloqueio emocional não conseguem organizar absolutamente nada. Precisam de ajuda, de muita ajuda.

3. Julgando em vez de gerar ideias

Este bloqueador emocional é terrível. Ele dá origem aos preconceitos. Impede que as pessoas estejam abertas a novas ideias e diferenças culturais. Preconceito significa julgar sem conhecer, sem avaliar, sem usar a inteligência.

Pessoas preconceituosas são aquelas que não aceitam ideias novas, nem acompanham o progresso. Há o preconceito religioso e cultural: judeus não se misturam, cristãos odeiam judeus, americanos não gostam de muçulmanos, negros, latinos, indianos; satirizar o islamismo significa "condenação à morte"!

Se analisamos ou julgamos cedo demais, durante o processo de resolução de um problema, rejeitaremos muitas ideias. Infelizmente, o julgamento de ideias é um passatempo muito popular e recompensador.

As pessoas que apedrejam todas as ideias que encontram com críticas negativas são normalmente conhecidas como práticas e sofisticadas, sendo uma forma barata de demonstrar sua superioridade mental.

No mundo moderno, os profissionais são bem mais receptivos às ideias de nossos estudantes que os professores acadêmicos, que não atuam profissionalmente. Eles são mais capazes de compreender que nem sempre a teoria funciona, e muitas vezes na prática é imprevisível o resultado. Por isso mesmo respeitam as ideias deles, mesmo se não funcionarem. Só Deus conseguiu ser 100% criativo e mesmo assim há quem duvide dele!

4. Incapacidade de processamento rápido

Esse bloqueio impede que novas ideias venham na hora em que mais precisamos.

— Deu branco!

É uma expressão muito comum na hora dos testes, entrevistas ou eventos importantes. Estas "falhas" decorrem, quase sempre, do terrível bloqueio mental por tensão ou por incertezas e ambiguidades. Isto é incontestável. Mas, então, o que fazer para evitar este bloqueio?

Ora, o que causa este bloqueio é a "identificação do perigo ou ameaça". É muito comum entre os vestibulandos, quase sempre sob a pressão ou a promessa do pai ou mesmo da mãe: "se você passar no vestibular, vou lhe dar um carro de presente" ou "Se você não passar no vestibular este ano, vai trabalhar o dia todo e se sustentar, porque não vou mais pagar seus estudos".

Vejam se alguém tem bloqueio para abrir a torneira da pia, acender a luz da sala ou abotoar a camisa. Ninguém!

Estes procedimentos, além de "treinados" insistentemente no dia a dia, não "ameaçam" a integridade física ou emocional da pessoa.

Logo, sem perigo ou ameaça, não há bloqueio, e, sem bloqueio, as chances de acerto são próximas de 100%.

Vejo muitos de meus clientes, publicitários, jornalistas (colunistas), escritores, músicos, pintores, humoristas, executivos na área de *marketing* e todos os profissionais que necessitam gerar ideias 100% criativas, da noite para o dia, ficarem à beira de um ataque de nervos, com o tal "deu branco".

A dica é: pare, vá se distrair, relaxe, durma, que a nova ideia vai nascer, muito antes de o sol raiar. Deixe um bloco de anotações e uma caneta, ao lado da cama, ou um gravador; muitas vezes, as boas ideias surgem no meio da noite. Escreva ou grave imediatamente!

5. Carência de desafio contra zelo excessivo

Muitas vezes as pessoas dão importância excessiva a uma determinada coisa, porque tem medo de parecer ridículo ou incompetente. Acabam por se anular completamente. "Só pensam naquilo!" E aí geram o bloqueio. Um exemplo bastante comum são os atletas que competem nas Olimpíadas, principalmente os que competem em modalidades individuais: atletismo, corrida, natação, luta, etc. A vida resume-se a treinar anos e anos excessivamente, dia e noite; superar todos os limites físicos, focar apenas no que mais desejam: a medalha de ouro. Quando fracassam, parece que a vida deles acabou. É muito sofrimento para carreiras tão curtas.

6. Realidade e Fantasia com negativismo

Nossa mente adora viajar. Devemos dar asas a nossa imaginação, mas sempre com os pés no chão.

A imaginação tenta criar objetos e eventos.

A pessoa criativa deve estar apta a controlar a imaginação e a dar acesso completo a ela.

Mas precisa não apenas ser capaz de formar vividamente imagens completas, mas também de manipulá-las. É mais que importante ser capaz de distinguir a realidade da fantasia.

As crianças, na primeira infância, vivem num mundo imaginário fantástico. Os artistas necessitam desse mundo para criar, mas sem deixar a realidade de lado. Viver apenas num mundo de fantasia pode ser nosso sonho, mas aqui na Terra não dá. Seriamos todos "Malucos Belezas"!

As mulheres imaginam e fantasiam os relacionamentos afetivos mais do que os homens. Tanto que chegam a acreditar no Príncipe Encantado!

Antes mal acompanhadas
do que só!

Por que tantas mulheres insistem no amor, que nem é amor? Muitas vezes é paixão. Paixão é uma obsessão passageira pelo outro. Envolve muito mais atração física e sexual do que o sentimento puro, pleno e feliz que é o amor. O combustível da paixão é a "impossibilidade". É por essa razão que todas as histórias de amor, que se tornaram famosas e imortais, terminaram sempre mal: Romeu e Julieta (as famílias eram inimigas), Abelardo e Heloísa (razões sociais e políticas impediam o relacionamento), Love Story (ele ama a mocinha que está com câncer, terminal), Dr. Jivago – uma das mais lindas e verídicas histórias de amor de todos os tempos (Jivago e Lara são separados pela Revolução Russa, pelos valores sociais da época, enfim, uma tragédia). Há muitas outras histórias, que até hoje, em plena era digital, nos afogam em lágrimas, independentemente de idade, sexo, cultura e raça. Um bom exemplo foi o filme *Titanic* e, agorinha, no século XXI, a saga *Crepúsculo*, que levou milhares de adolescentes e jovens ao delírio, diante da impossibilidade do relacionamento de um jovem vampiro bonzinho e romântico com sua amada mortal, a garota americana, Bela. Como *Crepúsculo* é ficção, após três filmes e um faturamento bilionário, o casal finalmente se casa e tudo dá certo.

Os protagonistas sofrem muito, porque não podem ficar juntos. O final feliz é sempre "improvável". A impossibilidade aumenta o desejo, alimenta a paixão, enlouquece e cega o casal. Imaginemos que não houvesse a "improbabilidade" nessas paixões fatais. Será que após dois anos (tempo em que dura a "paixão", esse sentimento avassalador entre os sexos, estudo feito pelos ingleses) Romeu continuaria a amar Julieta e vice-versa? Os casais mencionados se casariam e continuariam apaixonados a vida toda?

E você, que aos cinquenta anos ainda chora e pensa no primeiro namorado? Aquele que, na sua adolescência, se casou com sua melhor amiga! Por sinal, foi um péssimo marido. Bebia muito, era violento, não trabalhava... pois é! Sabia que ele já morreu? Morreu aos 60, mas aparentava 90: muito obeso, careca, pobre, acabado mesmo! Morreu de tanto beber, coitado! Que sorte a sua!

O filme acabou!
De volta à realidade!

O que vejo é que a maioria das pessoas apaixonadas não consegue ver a realidade, mas as mulheres, muito mais do que os homens, ainda acreditam que podem transformar o "sapo" em príncipe. O sapo jamais se transformará em príncipe! Diante da derrota, da infelicidade afetiva, elas criam um bloqueador, o famoso medo da rejeição. Neste caso, elas também criam sabotadores:

"Homem nenhum presta".

Parece evidente que as mulheres que cultivam este bloqueador afetivo ficarão solteiras para sempre.

Cadeados com pesadas correntes culturais e ambientais

São bloqueadores relacionados a tudo a que fomos condicionados, através de nossa educação, tradição e heranças familiares.

Fábula da Águia e da Galinha

Certa vez, andando pelos campos, um caipira encontrou um ovo diferente. Ele não sabia de quem era o ovo, nem pensou muito:

— Ora bolas, ovo é ovo, depois que nascer a gente vê.

Ao passar por uma fazenda, resolveu colocar aquele ovo no ninho de uma galinha, junto com os que ela chocava. Ele sabia que as galinhas não conseguem perceber muitas coisas, coitadas! Lá se foi o caboclo vida afora, certo de que havia feito uma boa ação.

A galinha chocou os ovos, inclusive aquele diferente dos demais, até a natureza decidir a hora dos pintinhos nascerem. Eram lindos! Todos eles, menos um, aquele que saiu do ovo diferente. A galinha nem se deu conta que a ave que saiu daquele ovo era um filhote de águia.

Saiu a galinha toda orgulhosa com sua ninhada e tudo correu muito bem. Durante certo tempo, a aguiazinha seguia a galinha e repetia, desajeitada, o ritual dos pintinhos, comia minhocas, até que começou a crescer mais do que os franguinhos. Sem alimentação adequada, sem espaço para voar livremente e presa no galinheiro, a pobre águia adoeceu e morreu. Ela não sabia o quanto era forte e poderosa!

Muitas vezes deixamos de acreditar em nosso potencial, porque alguém fracassado e frustrado nos transmitiu que jamais seríamos capazes de vencer na vida. Forjamos galinheiros e ali permanecemos presos. Não ousamos voar livremente em busca da felicidade e de realizações. Assim como a pequena águia, adoecemos e morremos.

Em geral, olhamos com tanto pesar e ressentimento para a porta que se fecha que não percebemos aquela que se abre à nossa frente ou ao nosso lado. Quem caminha apenas olhando para trás, pensando em suas derrotas ou quem não se conscientiza de seus potenciais e capacidades, não vê a luz do sol todos os dias e muito menos os píncaros das montanhas. Na vida temos de ser "águias", e não galinhas.

Identificamos seis tipos de bloqueadores ambientais e culturais:

1. *Tabus*

A palavra Tabu tem amplo significado, mas aqui se refere ao que determinadas religiões e culturas atribuem como algo sagrado ou profano, que não pode ser tocado jamais. É sempre proibido, misterioso e traz maldições a quem tocar, usar ou desrespeitar.

Infringir tabus dá um azar danado! Essa foi a maneira que os líderes religiosos e políticos encontraram para impedir que a grande maioria, o povo, tivesse acesso ao conhecimento, como na Idade Média, da cultura, poder e riqueza. Criavam tabus, geravam medo e mantinham as pessoas na total ignorância e estagnação. Ainda existem pessoas que acreditam em maldições, tabus e companhia limitada? Sim. Ainda existem, e não apenas nas poucas tribos indígenas do Xingu, ou nas tribos africanas. Tem muita gente em Nova York e outras grandes metrópoles que acredita. Na Índia, quem maltratar uma vaca está amaldiçoado até a quinta geração. Aqui no Brasil, quem passar por uma encruzilhada e roubar o frango com farofa da macumba, estará frito ou assado!

Ao trabalhar com problemas dentro da privacidade de nossas mentes, a crença reduz a preocupação com as violações de tabus. Quando estabelece uma crença poderosa, reduz poder de pensamento mágico punitivo como tabu.

As crianças, que maravilha, são mais criativas e espontâneas que os adultos, talvez porque a nossa cultura judaica cristã imprime um conceito de sacrifício que transforma em fardo o dia a dia, em que as brincadeiras, a fantasia e a reflexão das pessoas são proibidas, pior, ainda são acrescentados estresse e cobranças no seu ambiente de convívio.

2. Humor para a resolução de problemas

Sempre há espaço para o humor! As pessoas com forte poder de crença são, em geral, bem humoradas e otimistas; o humor pode se apresentar de várias formas.

Os alunos aprendem mais por intermédio de professores que usam o humor inteligente para ensinar matérias que nem sempre são agradáveis.

Cada vez mais as empresas contratam atores cômicos para apresentarem em seus congressos palestras e *coaching*. Este tipo de estratégia facilita a comunicação e a aprendizagem. Rir faz bem à saúde!

3. Reação e intuição

O bloqueio contra emoção, sentimento e prazer origina-se de nossa herança do passado e em nossa cultura moderna baseada na tecnologia. No passado, era a mulher quem tinha de ser sensível, emocional, apreciadora das belas-artes, intuitiva. O homem tinha de ser bruto, físico, pragmático, lógico e profissionalmente produtivo. Obedecer a estes limites pode prejudicar seriamente pessoas de ambos os sexos.

4. Pensamentos dos lados direito e esquerdo

O hemisfério esquerdo do cérebro contém as áreas associadas ao controle da fala e da audição, estando também relacionado a atividades lógicas como cálculos, matemática, regras, paradigmas, etc.

O hemisfério direito governa a percepção espacial, a síntese de ideias e a apreciação estética da arte e da música, em que processa a poesia, metáfora da nossa vida afetiva.

Uma ênfase num dos tipos de pensamento – e descaso com o outro – é um bloqueio que provoca angústia e dúvida.

O pensamento racional do lado esquerdo do cérebro com o crescimento tem dificuldade de processar criatividade, assim como racionalidade é menos consistente no pensamento do lado direito do cérebro, onde há dominância maior no processamento de criatividade. Equação: 1+1+1+1+1=5 é a linguagem do cérebro esquerdo, enquanto para o cérebro direito é a soma.

5. Tradição e mudança

O problema surge quando os indivíduos se tornam tão universalmente favoráveis à tradição que não podem ver a necessidade e o desejo de mudança em áreas específicas.

A família real britânica gasta uma fortuna para manter as tradições da monarquia. A rainha é uma figura decorativa. Ela não decide nada, nem participa das reuniões no Parlamento. Mas tudo aquilo é tão bonito! Os ingleses gostam de reis e rainhas. Será que a culpa é de William Shakespeare?!

Mas não precisamos viajar até Londres. Quantas vezes você já ouviu uma frase como esta sempre que tenta modernizar a empresa onde trabalha?

— Nós não pensamos ou agimos deste jeito aqui na empresa.

— Nosso jeito é o correto e sempre deu certo, sempre lucramos!

— Tememos e respeitamos nossas tradições.

Bobo são os outros e espertos somos nós (lei de Gerson).

— Vamos dar um jeitinho para isso.

Cadeados no local de trabalho

Passamos boa parte do dia em um ambiente organizacional que gera muitos conflitos e bloqueadores, tenho certeza de que maioria das pessoas seria mais eficiente se trabalhasse em um ambiente agradável. Barulho, iluminação desapropriada, excesso de calor, ambientes escuros e frios, móveis inadequados, principalmente para aqueles que ficam muito tempo sentados ou usam o computador, falta de higiene e poluição ambiental afetam a produtividade e a criatividade nas empresas, escolas, comércio, etc.

Rotina, baixo astral e autoritarismo dos chefes em relação aos seus funcionários levam ao desânimo, a frustrações, e bloqueia a criatividade. É absolutamente necessário que haja uma atmosfera de incentivo, confiança e honestidade para que as pessoas explorem ao máximo sua capacidade criativa.

Ambiente de trabalho em que existe muita competitividade estressa as pessoas. Há um desgaste de energia imenso. Só em pensar em ir para o trabalho e enfrentar o chefe mal-humorado, sempre com respostas prontas, colegas em pé de guerra, traições, injustiças e ciúmes já faz a pessoa se sentir mal, antes do café da manhã. De tanto engolir "sapos" acaba doente.

Para otimizar a produção de um grupo, um gerente precisa estar disposto e apto para encorajar seus subordinados a pensarem criativamente e recompensá-los quando forem bem-sucedidos. Muitas vezes o sucesso depende da capacidade em aceitar e incorporar críticas, converter a discussão numa situação amigável, interativa e não competitiva, na qual as pessoas assumirão o risco de expor umas às outras suas ideias mais implausíveis. Se as pessoas desenvolvessem mais confiança nas organizações, sentiriam menos medo de serem passados para trás e assumiriam mais risco de decidir, opinar e evoluir.

A carência de patrocínio também é um bloqueio ambiental muito poderoso. Mesmo com ideias criativas, sem dinheiro suficiente para executá-las, um projeto sensacional permanecerá na gaveta e sabe-se lá por quanto tempo. Muita gente talentosa desistiu de escrever, compor, fazer um bom filme, uma boa peça de teatro, um ótimo projeto por falta de patrocínio. Isso é lamentável!

Cadeados na expressão da linguagem

Linguagem é comunicação e, como dizia o maior comunicador que o Brasil já teve, o querido e saudoso Abelardo Barbosa, o Chacrinha: "Quem não se comunica se trumbica".

A linguagem é a comunicação do nosso cérebro esquerdo, que obedece a uma série de padrões culturais, linguísticos e à aprendizagem de cada indivíduo, dentro da sociedade onde vive, mas ele também recebe algumas "mensagens" do cérebro *Yin*, o cérebro direito, tentando sempre influenciar na linguística, na comunicação do cérebro *Yang*, o esquerdo. Daí muitas vezes a pessoa acaba "tropeçando" na fala ou diz coisas que agridem em seu ambiente ou impropérios, este é um exemplo deste conflito que chamamos de lapso de língua.

Uma pessoa submetida pela segunda vez a uma situação emocional já vivenciada no passado, que causou sofrimento ou medo, pode ter um bloqueador. Isto porque o cérebro esquerdo interpreta a sensação que vem do cérebro direito de uma maneira errada, e consequentemente a pessoa vai se expressar verbalmente de uma forma errada. Uma mesma frase pode ter diferentes significados, dependo da emoção que sentimos no momento. A entonação das palavras está ligada ao momento de cada pessoa. Quando eu digo a alguém: "Como vai?" com uma entonação suave e alegre, transmito cordialidade, interesse e amizade, mas se digo o mesmo – Como vai? de forma ríspida, seca, num tom de voz grave, já demonstro que não gosto ou não quero nem conhecer melhor a pessoa. Tudo muda.

Um pai ocupado sempre respondia ao filhinho que lhe pedia: — Papai, vamos jogar bola? (num tom alto e agressivo) — Agora não dá!!!! Não está vendo que estou ocupado? A criança ficava magoada e guardava sua bola.

Esse garotinho, quando adulto, foi mostrar um projeto muito criativo ao seu diretor. O diretor, que no momento estava nervoso, pois a empresa ia mal, respondeu da mesma forma que seu pai, lá atrás, naquele mesmo tom:

— Mais tarde, agora estou ocupado.

Essa mesma entonação pode causar um bloqueio nesse jovem: desistir de mostrar ao patrão seu projeto, que inclusive pode salvar a empresa, guardá-lo em um armário, como fazia com a bola e deixar lá…

A escolha da linguagem para resolver um problema é difícil não apenas devido à escolha normalmente inconsciente, mas também devido à ênfase dada ao pensamento verbal em nossa cultura.

É aconselhável dispensar algum esforço consciente pensando sobre estratégias de comunicação.

É extremamente importante a utilização de informações corretas e adequadas.

A habilidade inadequada de linguagem e a imprecisão na nossa expressão verbal, entre outros bloqueios de expressão, são bloqueios extremamente comuns.

Voltando à sabedoria chacriniana, expressar-se bem não é "falar difícil", ser aquele chato erudito, uma espécie de enciclopédia ambulante, que não se faz entender. Os melhores oradores do mundo e comunicadores falavam corretamente vários idiomas, mas conheciam profundamente o deles. Falavam claramente, para que tanto o analfabeto como o mais culto dos homens pudesse compreender e, mais que isso, aprender o que eles diziam. O Presidente John F. Kennedy foi um dos melhores oradores do mundo: culto, inteligentíssimo, mas simples, objetivo, rápido, voz limpa, dicção perfeita, bom humor, muita simpatia e carisma.

Cadeados para todos os tipos de porta

1. Entre identificar conscientemente os bloqueios mentais e derrubá-los há uma distância grande.

Muitos destes bloqueios existem devido à natureza conquistadora, competitiva e compulsiva do homem ocidental, mas esta mesma combinação o possibilita a dominar conscientemente estes bloqueios.

2. Uma das capacidades mais importantes de uma pessoa que busca evolução é uma postura questionadora. Infelizmente a maioria tem medo de perguntar, de demonstrar que não sabe. Perguntar não ofende!

Se você não questiona, não encontra razões para inovar e terá dificuldades em sentir o problema. Deve-se desenvolver um ceticismo saudável frente ao que já existe.

3. Uma das ideias mais poderosas para aumentar sua capacidade mental é a de adiar o julgamento, vencendo o medo da "loucura momentânea".

Pessoas bem-sucedidas, que estendem sua postura inovadora às atividades diárias, são mais espontâneas, expressivas e naturais, além de menos controladoras e inibidas. São menos bloqueadas e autocríticas. Elas não têm medo do desconhecido, nem do misterioso, porque não estão criticando ou julgando.

A aprovação e a aceitação do eu interior possibilita perceber bravamente a natureza real do mundo e tornar o comportamento mais espontâneo (menos controlado, reprimido, planejado).

4. As pessoas criativas são especialmente observadoras, valorizam a observação aguçada, aumentam a capacidade mental, lidam com várias ideias ao mesmo tempo, comparam umas com as outras, com mais facilidade. São, por natureza, mais vigorosas, com boas reservas de energia física e psíquica.

Não gostam da rotina, mas estão sempre em busca de uma vida mais excitante e complexa, com novos desafios. Elas mantêm mais contato com o inconsciente, têm uma relação mais amistosa entre os dois cérebros, com a fantasia, o devaneio que a maioria das pessoas. Isso se expressa muitas vezes na forma extravagante de vestir, nas viagens exóticas que fazem, em suas obras. Já imaginaram a Rita Lee de cabelinho curto, castanho, vestindo um terninho de executiva? E os roqueiros, os melhores do mundo, de terno e gravata, tipo corretor de imóveis?

O fortalecimento da autoestima e da confiança, associado à observação e à introspecção, assim como a liberação de medos e inseguranças desnecessários, são ingredientes para libertação dos bloqueios.

OS BLOQUEADORES GERAM SÍNDROMES

Estas são algumas delas!

1. Síndrome da desaprovação dos pais: Para ser amado, faço tudo como eles querem: ASSIM SEREI RECOMPENSADO, se cumprir meu horário, todas as minhas obrigações, faço tudo que meu chefe mandar, serei reconhecido e com certeza terei a recompensa e serei promovido.

2. Síndrome do palco ou do aplauso: Sozinho nada sou. São aqueles eternos adolescentes, que passam a vida dependendo da presença dos outros, formando um grupo, sozinho não é nada, mas, quando em turma, fala alto, dá gargalhadas e é extrovertido, já viram grupo assim no *happy hour* ou no restaurante?! Conheço pessoas que só "funcionam" com elogios e aplausos, ao mesmo tempo tem gente que só funciona com ameaças...

3. Síndrome da sombra: Os que vivem à sombra dos pais. "Jamais conseguirei ser como meu pai." Muito comum nos filhos de pessoas fenomenais, que fizeram muito sucesso. Mesmo sem herdar o talento do pai ou da mãe, no caso dos filhos, eles têm qualidades para serem vencedores em outros segmentos da vida. Ser feliz e realizado não significa necessariamente ser famoso. Mas muitas pessoas ficam amarguradas porque não conseguem ser iguais e conhecidos como os pais, fazem autocobranças e acabam criando um bloqueador para si próprio; já outros fazem exatamente o inverso, torram todo o dinheiro, acabam com os bens materiais herdados dos pais, e, quanto mais se afundam, melhor.

4. Síndrome da Rigidez/In exibilidade: Pessoas que não cedem, não mudam de comportamento, não ouvem os mais experientes, nem aceitam o progresso, as novidades, as mudanças do mundo atual.

5. Situação de afeto mal resolvido: Imaginem que antes de a criança nascer, os pais têm a crença de que a criança será um menino, e lembrem-se de que a frustração dos pais será captada pela criança recém-nascida, e ela irá crescer com a culpa de não ser menino... Qualquer atitude dos pais pode ser interpretada de uma maneira distorcida durante o crescimento da criança. A criança tenta agradar aos pais, mas ao mesmo tempo fica com a culpa de não contentá-los. Por mais esforço que faça como tirar notas boas na escola, sendo a melhor aluna, não consegue se sentir satisfeita internamente. Na vida adulta procura ser a melhor, agrada a todos os colegas de trabalho e a seus superiores; entretanto, não tolera críticas (por não ser menino), e jamais irá sentir-se merecedora dos resultados de seu esforço; imagine como será a vida afetiva dessa mulher...

6. Situação em que o pai ou a mãe trocam carinho por dinheiro: O filho, pequeno, pede ao pai ou à mãe que o levem ao cinema, ou lhe contem uma história, ou brinquem com ele, e sempre escuta como resposta: "Não, filho, não posso. Tome aqui um dinheiro, compre um chocolate!

O afeto que ele não recebe dos pais chega em forma de dinheiro. Essa criança começa então a relacionar o dinheiro com a falta de carinho.

Isso poderá ficar associado em seu inconsciente, durante toda a sua vida, provocando dificuldades tanto financeiras quanto afetivas. Para essa pessoa, dinheiro representa falta de carinho, solidão e abandono; você acha que essa pessoa vai conseguir ganhar dinheiro na vida?!

7. Síndrome de dependência: Sempre precisa depender dos outros, inconscientemente ou não, quer continuar dependendo financeira ou emocionalmente para tentar suprir uma dependência afetiva.

Um modo de depender dos outros é criar a necessidade de sempre precisar de ajuda financeira ou favor dos outros. São aquelas pessoas que sempre pedem favor em bens materiais ou em dinheiro emprestado principalmente aos parentes, especificamente dos pais ou irmãos, primos para sentir estar "conectado" na relação afetiva, comportam-se como vítima e acham que a vida não lhe deu oportunidade.

COMO NOS LIBERTARMOS DOS BLOQUEADORES

Ao tomar consciência dos bloqueios mentais, já é meio caminho andado no desenvolvimento de suas habilidades de vencer na vida e na sobrevivência. Somos fortemente condicionados pelo ambiente em que vivemos e por nossas experiências e emoções do passado.

Dicas: atitudes que vão mudar a sua vida

1. Seria muito difícil explicar as cores do time de futebol do Palmeiras para uma pessoa cega de nascença; portanto, identifique e procure mudar os modos inibidores como você tende a perceber, definir e examinar os problemas e as decisões que enfrenta, sair da inércia de pensamento, da zona de conforto, procurar alternativa diferente e fazer *Brainstorming* para observar a realidade de outro ângulo.

2. Determinação: Fracasso é uma palavra que deve ser eliminada do seu vocabulário, na verdade nem existe, é apenas uma expressão da consequência de sua baixa estima e da autocrítica. Usamos essa palavra para denominar um resultado a curto prazo que ainda não alcançamos. Aprenda com a experiência a mudar o que está fazendo, até conseguir o resultado desejado. Fracasso é o sucesso que ainda não teve tempo de chegar.

Todos os resultados são úteis, desde que você aprenda com eles! Vão ajudá-lo a conseguir suas metas.

Fracasso é uma espécie de treinamento até conseguir o que você quer.

3. Flexibilidade: Se você fizer o que sempre tem feito, conseguirá sempre o mesmo resultado. Seja criativo e flexível. Experimente diferentes maneiras. Se alguma coisa não funciona, mude, ouse!

4. Saber o que quer: Quando souber o que quer, você verá oportunidades que não veria. Para que ter navios se você não sabe em que porto quer chegar!

Com essas quatro atitudes simples, você pode liquidar a maioria dos bloqueadores!

Vocês querem um conselho?

Se você aprender a gostar do que faz, pode reinventar-se diariamente e todo dia será um desafio, ajudando a evitar doenças psicossomáticas.

O conceito de trabalho dentro das organizações precisa ser muito bem definido. Isso porque ele pode ser o instrumento de nossa transformação espiritual e autoconhecimento, ou, simplesmente, o nosso ganha-pão de cada dia. Seguindo esta linha de raciocínio, tão importante quanto trabalhar no que gosta é gostar daquilo que está fazendo, pois, com o tempo, o trabalho pode tornar-se penoso e o cotidiano pesar em nosso espírito. Por outro lado, se você aprende a gostar do que faz, pode reinventar-se diariamente e todo dia será um novo desafio. Você será uma pessoa cheia de novidades e transformações.

Portanto, a base da qualidade de vida não é um ambiente harmonioso, confortável e sem estresse, mas sim a consciência e o seu olhar interior. Focar sua meta em seu desenvolvimento profissional é essencial, bem como no espiritual e na realização pessoal. Tudo isso leva à prosperidade.

Por esse motivo é importante ter olhos voltados para sua autoconsciência. Só assim alcançará o sucesso, que não vem por acaso. A pessoa bem-sucedida, automaticamente, terá paz e tranquilidade interior. Sua vida torna-se mais harmoniosa e afetivamente mais receptiva, gerando equilíbrio e interação entre o profissional e o familiar. Resultado: a pessoa não adoece porque sua vida é colorida. Tudo é feito com prazer.

A mágoa, o fracasso e as expectativas amarguram nosso cérebro, que secreta hormônios de estresse, causando doenças psicossomáticas como gastrite, síndrome do cólon irritável, cefaleias, hipertensão, dores na coluna, lesão repetitiva de esforço LER e até síndrome do pânico. Todos estes quadros fazem parte da manifestação da síndrome do transtorno da ansiedade, que leva a pessoa a viver de médico em médico, em busca de soluções no mundo exterior, e a resposta está no seu interior.

Desta forma, as ferramentas na segunda parte desse livro é uma ótima forma de manter a qualidade de vida, pois faz com que a pessoa perceba e questione seus hábitos no dia a dia, pois são pequenas atitudes cotidianas que fazem a pessoa feliz e plena, ou cheia de sofrimentos e amarguras. Portanto, aqueles que transformam seu trabalho em instrumento de prazer fazem do seu cotidiano uma diversão.

CAPÍTULO 7

SABOTADORES
破壞者

No ideograma dos chineses, a palavra "sabotadores" significa aqueles que jogam pedras ou coisas podres para estragar, manchar, sujar, quebrar, machucar e fracassar. Mas, aqui no Ocidente, vocês sabiam que a palavra "sabotador" tem como origem a palavra francesa *sabots*, que significa dormente dos trilhos de trem?

Os sabotadores franceses, no século 19, com a finalidade de assaltar o trem ou, numa causa bem mais nobre, no século XX, durante a Segunda Guerra Mundial, para combater o exército nazista, retiravam os dormentes, que uniam os trilhos da via férrea, para que as locomotivas descarrilassem.

Em português, a palavra "dormente" refere-se ao principal material de uma ferrovia, pois serve de suporte aos trilhos, fixando-os, estabilizando-os e assegurando a posição destes, em toda a estrada de ferro. "Sabotador" é o perito na arte de sabotar, ou seja, de destruir ou retirar a peça principal de uma determinada engrenagem ou máquina. Quem gosta dos filmes de ação conhece bem os golpes de mestre dos sabotadores, às vezes heróis, às vezes bandidos. A plateia até aplaude quando James Bond evita que uma sabotagem do inimigo destrua uma cidade imensa, ou quando o super-homem, com uma única mão, paralisa um trem-bala e salva milhares de vidas, antes de o trem atingir os trilhos, sem dormentes. E quem não conhece MacGyver? O mais criativo dos sabotadores, a favor da lei! Os "loucos por série" continuam a rever suas aventuras, que durante sete anos consecutivos fizeram o maior sucesso, de 1985 a 1992, agora em DVD. O sucesso da série, segundo seu criador, Lee David Zlotoff, aconteceu graças à inteligência e às engenhocas improvisadas do personagem principal, que desafiavam a ciência. Era interpretado por Richard Dean Anderson, na época um garotão bonito e sarado, que trabalhava para uma Fundação Secreta, a serviço do bem. MacGyver usava como arma apenas um canivete suíço.

Como seria bom se pudéssemos ter sempre um MacGyver ao nosso lado! Quem sabe um irmão, um primo, o melhor amigo, para resolver todas as encrencas de nossas vidas.

Na vida real não temos MacGyver, mas criamos nossos próprios sabotadores. Eles são muito competentes. Moram bem perto, perto demais, tanto que sabem tudo a nosso respeito: nossas intimidades, segredos, até mesmo o que desconhecemos a nosso respeito. Mas muita calma nessa hora: os sabotadores aos quais eu me refiro, desculpe decepcioná-lo, ao contrário de MacGyver, são do mal! São bandidos que usam a inteligência para descarrilar seu trem, trem da sua vida, derrubar seu avião, afundar seu navio, travar a engrenagem para que seu paraquedas não abra.

Os exemplos que demos representam a sua vida social, profissional, afetiva, que foi planejada cuidadosamente, que tinha tudo para dar certo, mas, quando tudo parecia perfeito, surgiu o "quase".

"Mas o que foi que aconteceu comigo?", "Estou confuso, perdido, tudo dá errado no final...

VOLTANDO À ESTAÇÃO DO TREM

Os dormentes são nossas expectativas, idealizações e crenças relacionadas à sociedade em que vivemos. Eles sustentam os diversos trilhos de nossas vidas. É o caminho que traçamos para chegarmos ao nosso destino, com sucesso.

A remoção dos dormentes impede que nossa viagem da vida seja bem-sucedida, através dos trilhos sociais familiares e profissionais. Assim como o trem, nossa vida descarrila.

O pior desta história é que nós mesmos criamos nossos sabotadores de forma inconsciente. Quase no topo da montanha acionamos o sabotador, e colocamos tudo a perder.

O sabotador cumpre sua missão e deixa de brinde sentimentos imensuráveis de derrota, confusão mental e conflitos emocionais na pessoa.

Muitas vezes optamos por uma carreira profissional e nos esforçamos muito para agradar aos outros: pai, patrão e a sociedade; agimos da mesma forma nos relacionamentos afetivos. Namoramos e casamos para agradar aos pais, as instituições familiares, as normas estabelecidas pelas religiões; entretanto, no íntimo, queremos algo bem diferente.

Esse "algo" nos torna insatisfeitos. Racionalmente, não sabemos como solucionar o conflito; inconscientemente acionamos o sabotador. E lá vem ele retirar os dormentes dos trilhos da nossa vida.

Vocês já notaram que quando começamos a nos sentir felizes e satisfeitos a nossa crença nos bloqueia? Vem aquela sensação de culpa: as coisas estão indo bem e eu não mereço. Também o medo: "Meu Deus, tudo está tão maravilhoso em minha vida, que sinto até medo só em pensar que de repente algo de ruim vai acontecer".

Esses são os "sabotadores" que boicotam as atitudes que nos trazem autoafirmação, plenitude e felicidade.

AUTOSSABOTAGEM

Os conflitos de autossabotagem aparecem principalmente no campo da criatividade e do empreendimento: envolvem linguagem da subconsciência e das sensações emocionais.

Por exemplo, quando aceitamos um emprego por um salário melhor, sem questionarmos se é exatamente isso o que queremos fazer na vida.

Tenho um cliente arquiteto que tem um ótimo salário na incorporadora em que trabalha. Chegou ao consultório muito infeliz, cheio de dores no corpo e com uma hérnia de disco cervical.

Era uma tortura ir ao emprego, a cada manhã.

Ele trabalhava na área de planejamento e lidava com números. O chefe queria produtividade para justificar a remuneração, e o que meu cliente realmente queria? Queria trabalhar usando sua criatividade em projetos, desenhos e decorações.

Então ele desabafou:

"Eu perdi o interesse por meu trabalho." Já acordo cansado, desmotivado e lento. De repente minha coluna travou. Sinto muitas dores. Não sei mais planejar, fiquei confuso, não consigo fazer nem mesmo cálculos simples!

Eu me anulei completamente; meu cérebro se recusa a trabalhar.

Ele já tinha decidido que fazer "tudo por dinheiro não vale a pena". Ia pedir a conta. Então sugeri a ele a possibilidade de mudar de área, na empresa.

Em resumo, hoje, sem dor, não precisou da cirurgia. Está feliz e realizado com um grande projeto em um *shopping* da zona leste.

SÍNDROME DE ZIDANE

Zidane foi um dos melhores jogadores de futebol da França. Autor de passes e jogadas decisivas, encerrou sua carreira na Copa do Mundo realizada em Berlim. Deveria ter um final de carreira feliz e glorioso, mas inesperadamente o fez de forma surpreendente e lamentável.

Zidane precisava dar aquela célebre cabeçada no peito do adversário, o italiano Materazzi, no segundo tempo da final da Copa?

Precisar, não precisava! Zidane se autossabotou, por meio de uma reação violenta, e foi expulso do jogo.

Zidane, o craque, se autossabotou, no finalzinho, após anos de desempenho excelente como jogador de futebol. O grande meia francês será eternamente lembrado como o jogador da "cabeçada".

Anos após, Zidane declarou à imprensa esportiva que não se arrependeu de ter agredido Materazzi. "Fiz o que tinha de fazer. Na hora não refleti, foi um impulso, mas depois percebi que precisava explodir." Zidane sempre teve "sangue quente", estava exausto de seguir regras, treinos e disciplina militar. No campo, engoliu muitos sapos, sem revidar, por anos e anos. Pancadas, chutes, cotoveladas. Tinha consciência de que tudo isso fazia parte do futebol, até que, em seu último jogo, abriu a gaveta de seus ressentimentos do passado: raiva, mágoa, repulsa às regras e autoritarismo. Então, se autossabotou. Lembram-se de um outro jogador fenomenal, brasileiro, que se sabotou também na Copa?

O QUE NOS LEVA À AUTOSSABOTAGEM?

Quais decisões que eu tomo que induzem ao fracasso, como a autossabotagem?

Quais são minhas atitudes e as situações repetitivas, que causam derrotas em minha vida pessoal e profissional?

Já mencionamos, em vários capítulos, que sempre repetimos o comportamento adquirido na infância. Tentamos seguir nossas crenças do passado e sobretudo aquelas dos nosso pais.

Alguns sinais de alerta podem nos ajudar a mudar antes de repetir o mesmo erro de novo, de novo...

Um dos motivos principais da autossabotagem é porque não a reconhecemos antecipadamente, quando ela se apresenta diante dos nossos olhos.

Basta mudarmos um pouco de situação, cenário e personagens que nos esquecemos de como foi a última vez que nos espatifamos! Só nos damos conta quando já é tarde demais. E novamente a pessoa se perde no mesmo ciclo de sofrimento anterior, ainda que em uma realidade diferente.

Quem já não bateu na testa e exclamou: "Ai, meu Deus, outra vez não!"

AUTOSSABOTAGEM NA VIDA PROFISSIONAL

Se o pai faliu no passado e a família passou por necessidades, os filhos, quando adultos, poderão apresentar problemas profissionais. Lá na infância, por intermédio dos pais, vivenciaram o medo de perder emprego, passar privações e necessidades materiais. Quando adultos, na vida profissional, poderão apresentar comportamento altamente agressivo, apego ao seu ambiente de trabalho: "não posso perder esse emprego e farei de tudo para mantê-lo".

A REPETIÇÃO DO COMPORTAMENTO ADQUIRIDO NO PASSADO

Elis Regina, considerada até hoje a melhor cantora do Brasil e uma das maiores intérpretes do mundo, não escolhia à toa seu repertório. Ela escolhia cuidadosamente os compositores e foi responsável por abrir as portas da fama para alguns dos principais talentos da música popular brasileira. Além da melodia, Elis considerava a letra de suma importância. Letras inteligentes, que continham mensagens, ensinamentos, desabafos e opiniões. Entre os muitos compositores que Elis gravou e lançou, está Belchior, com uma obra-prima, chamada Como Nossos Pais, imortalizada por Elis Regina. Serve como uma luva para justificar as diversas vezes em que repito neste livro certas palavras, como passado, pais, crenças e infância. Recomendo a todos que ouçam a música e reflitam sobre a letra. Acho que Dr. Freud, na eternidade, também adorou:

"Minha dor é perceber
Que apesar de termos feito tudo o que flzemos
Nós ainda somos os mesmos e vivemos
Como nossos pais".
(Belchior)

A maioria das pessoas é condicionada, desde criança, que, para ser amada e aceita, precisa seguir as regras e o exemplo dos pais. As crianças prezam as crenças dos pais porque, basicamente, precisam sentir-se consideradas e acolhidas. Ou seja, elas não são aceitas pelo que realmente são, mas pelo que seus pais querem que elas sejam.

Seguir apenas ordens ou tradições dos pais é o que Confúcio chama de *Karma* familiar. A criança oprimida e ressentida, com baixa autoestima, perde sua criatividade e seu senso de espontaneidade. Quando adulta, procura seguir as regras dos pais. Neste caso, em outro contexto, em uma realidade diferente, na vida profissional, principalmente dentro de uma empresa, a figura paterna ou materna repressora reaparece como seu chefe. Diante das situações de pressão, essa pessoa procura seguir as "regras" do meio exterior. Desenvolve um modelo mental de cumprir tarefas, sem dar ouvidos às suas próprias ideias.

MODERNIDADE, COMO É BOM SER JOVEM E CONECTADO!

"É estarrecedor que, em pleno século XXI, pessoas ainda fiquem acorrentadas às ideias e crenças obsoletas, passadas de geração a geração: bisavós, avós, pais e companhia."

"Por fora bela viola por dentro pão bolorento", eis um ditado antigo, que ainda prevalece nos dias atuais.

O carro é importado e até fala. Só faltava o celular também funcionar como um micro-ondas, o corpo é perfeito, o rosto eternamente jovem, à base das incríveis cirurgias plásticas. O mundo é *fashion*: "Ai, como eu sou moderno(a)". Mas se perguntarmos a esse ser contemporâneo como vai seu cérebro, sua mente e seu espírito, ele não saberá a resposta. Tem tantos problemas que fica mais fácil responder: "Tudo ótimo!".

O que podemos observar nos *shoppings*, nos restaurantes, aeroportos e parques? Pais jovens, com filhinhos na idade de 3 a 6 anos, vestidos como adultos (isso é ser contemporâneo, até no corte do cabelinho da criança). Uma criança de 3 anos já tem celular, Ipod, Ipad, "i não sei o quê" e toda parafernália tecnológica. Só falta ligar a criança na tomada. Tem tudo em excesso, menos educação e alegria, sobretudo simplicidade, do contato com os pais, por meio de conversa e afeto... Os pais, que trabalham a semana toda em vários empregos, compram coisas, mas não têm tempo para brincar com as crianças; talvez nem tenham tempo para reunir toda a família, ainda que seja apenas no jantar. É um ótimo momento para ouvir seus filhos.

Deixam passar uma excelente oportunidade para conversarem sobre suas dificuldades. Também para rir, contar piadas, aconselhar e ensinar bons hábitos à mesa! Como dizia uma amiga, é no jantar que os pais sabem da vida dos filhos. Atualmente os pais nem imaginam o que se passa com os filhos.

As crianças de hoje passam horas na frente do computador, da TV, ou com aqueles joguinhos do celular, no mais completo abandono e solidão... Quem for a um restaurante em um domingo, preste atenção. A criança não pode abrir a boca, a não ser para comer sua batata frita, e continua com seus joguinhos, solitária; os pais mal se falam. Em um determinado momento, a criança explode, claro! Está repleta de energia, criatividade tolhida e carências de afeto. Começa a gritar e a correr, para chamar a atenção dos pais. Isso só as normais! O que acontece então? A mãe estressada ou o pai domingueiro grita: "Cala já essa boca!", "Você quer apanhar?". A criança, que conseguiu chamar a atenção do pai ou da mãe, na base dos berros, grita mais ainda e apanha. Aí a pobre criança chora. Chora pra valer! Imediatamente, o pai ou a mãe que bateu e gritou muda o tom da voz. Cheia de culpa, a mesma mão que bateu, agora acaricia: "Se você ficar quietinha, papai vai dar isso ou aquilo".

Papai e mamãe conseguiram sabotar mais um domingo legal!

Que droga de educação é essa?

O mesmo modelo daquilo que denominavam a educação do século XIX; crianças eram adestradas e reprimidas, assim como as mulheres, com uma diferença: os pais do século XIX, até meados do século XX, não ameaçavam, nem avisavam. Ai de quem não seguisse as regras: sem menos esperar lá vinha pancada, castigo e nada de presentes! Também uma porção de pragas para o arquivo cerebral:

"Deus vai te castigar!"; "Quando você crescer, vai ser mendigo de rua!". "Quem desobedece aos pais (ou professores) vai para o inferno"; "Os ricos vão para o inferno. Os pobres vão para o céu". Infelizmente as ditas "pragas dos pais" prevalecem até nossos dias.

Essas situações do passado são as que mais geram sentimentos de medo e culpa e boicotam nossas decisões e chances de sucesso.

Lamentavelmente, ainda hoje, as crianças reprimidas, sem estímulos e que ainda apanham vão repetir a mesma atitude dos pais com os coleguinhas, na escola. Adultas, no âmbito profissional, serão chefes nada criativos, mas repressores e agressivos. Pessoas que se autossabotam.

As grandes expectativas geram o medo, que se transforma em pânico e o pânico nos paralisa.

Carlos Alberto sofreu um acidente de carro aos 16 anos de idade, e teve como sequela uma lesão no tornozelo direito, por esmagamento, que comprometeu seu andar e sua postura corporal. Hoje, aos 42 anos, passa por uma crise conjugal, pode perder seu emprego e, sem filhos, sofre de hérnia de disco nas vértebras L4 e L5, com artrose na articulação coxofemoral esquerda, indicação de cirurgia na coluna e prótese total de quadril, muito jovem para essas duas cirurgias. Tem uma cicatriz no seu coração, pois traz dolorosas lembranças do acidente em que faleceu seu irmão mais novo.

Logo depois do acidente, quando reaprendeu a andar, passou a deslocar mais peso para o lado esquerdo do corpo. Era uma maneira de compensar o equilíbrio corporal e a não sentir a dor do tornozelo direito ao pisar. Por isso também teve escoliose com báscula da bacia. Para mim, além da dor física, era também uma forma eficiente de evitar a dor emocional em seu íntimo e a sensação de culpa de ter sobrevivido ao acidente. Ele dirigia o carro e era menor de idade!

O impacto de pisar mais, usando um lado do corpo, provocou compensações corporais, que resultaram numa postura desequilibrada de escoliose com báscula da bacia. Esta posição antálgica, como maneira de proteger o tornozelo, melhorou a dor física, mas não o sofrimento emocional.

Nas primeiras sessões de acupuntura, a dor voltou intensa e profunda no tornozelo, apesar das agulhas terem sido inseridas somente no quadril e na coluna vertebral; a dor no tornozelo trouxe novamente as imagens e as sensações desagradáveis do acidente, foi exatamente seu pé direito que acelerou o carro em vez de frear! Foi então que ele se viu frente a frente com a culpa: não merecia estar vivo, pois era ele quem dirigia. Merecia ter dores. Merecia sofrer.

Admitiu que se autossabotava, toda vez que estava prestes a sentir-se bem-sucedido no trabalho e no casamento. Achava que não tinha o direito de ser feliz e de ter filhos. Os sentimentos de culpa e medo ficaram registrados em sua mente e se manifestavam em seu corpo.

Ter consciência do que sua mente fazia com seu corpo foi fundamental para seu equilíbrio emocional e físico. Foi assim que pôde se libertar do sofrimento, sem precisar de intervenção cirúrgica.

O corpo fala através de nossas dores. O que elas querem nos dizer? As doenças no corpo são uma forma de dizer as dores da alma...

A autossabotagem dirige a vida da imensa maioria das pessoas de uma maneira inconsciente.

O preço que pagam por esta atitude é sabotar a própria qualidade de vida, suas realizações, sonhos e felicidade.

É quase impossível encontrar alguém que diz explicitamente: eu me autossaboto. Um dos mecanismos mentais da autossabotagem é convencer-se de que está fazendo o melhor para si mesmo. Ainda que, na realidade, seja uma coisa destrutiva. A insatisfação consigo mesmo faz com que a pessoa procure por algo que não existe ou por uma "máscara", para se adaptar ao mundo.

Desmerecimento é o passo número um do autossabotador: é uma autopunição, um esforço contínuo para ficar pior ou não melhorar.

A pessoa pode se sabotar em todas as áreas da vida: profissional, familiar, relacionamentos em geral ou apenas em algumas. Pensar mal de si mesmo ou se esforçar para se tornar pior é uma forma de efetivar desmerecimento.

Você já fez isso?

Fez a matrícula na academia, pagou a mensalidade e acabou não indo ao treino.

Começou uma dieta, mas não terminou.

Iniciou um curso e não concluiu.

Fez um tratamento e abandonou.

Criou uma personagem para esconder sua pouca eficiência e satisfação.

A pessoa que não se aceita com certeza terá dificuldades em usar seus recursos interiores. Vai gastar muita energia para se esconder de si mesma. Isso dá um trabalho danado. É por isso que ouvimos tantas pessoas se queixando de cansaço, falta de tempo e motivação.

Tive um mestre que sempre dizia: se nos aceitarmos como somos, estaremos felizes.

O verdadeiro valor de um ser humano não está no que ele possui: bens materiais, intelectuais, títulos de doutorado, ph.D. e similares, ou no que aparenta ser. Mas no que realmente é: sua essência e seu conteúdo.

O homem valoroso é corajoso, sábio, bondoso, desprendido, compassivo, amoroso, generoso, compreensível e simples. Difícil, né? Mas não impossível. São Francisco de Assis conseguiu! O homem mais rico de todos os tempos!

AS APARÊNCIAS ENGANAM!

Ficamos chocados quando um ídolo tem morte trágica. De 2008 a 2012 o mundo perdeu pessoas jovens, talentosas, bonitas e ricas que pareciam imortais. Eram amadas e aplaudidas por multidões, onde quer que fossem. Proporcionaram alegria a milhares de pessoas pobres, sonhadoras, carentes de sonhos coloridos, mas também aos mais favorecidos pela sorte, que tinham dinheiro, mas não tinham fama. De repente fomos bombardeados pelos noticiários: Michael Jackson morreu. Morreu fraco, muito doente, por overdose de medicamentos, um mês antes de voltar aos palcos.

A cada século surge um artista desse naipe: completo! Cantava, dançava, compunha desde os seis anos de idade! Era disciplinado em demasia, desde os ensaios; perfeccionista em cada gesto; em cada nota. Nada passava despercebido nos palcos onde Michael se apresentava. Eram *shows* exaustivos, turnês cansativas, e a mídia a persegui-lo diariamente, sempre, sempre...

Michael ficou bilionário. Sustentava os pais, irmãos, família, empresários, assessores, músicos e todo o arsenal necessário utilizado nos megashows.

Michael, desde criança, assim como seus irmãos mais velhos, sofreu VIOLÊNCIAS na infância; apanhava do pai e muito! Não podia errar nos ensaios e muito menos no palco. Talvez ele quisesse brincar, ser apenas dançarino ou um garotinho comum e feliz. Mas, com o talento que Deus lhe deu, era a locomotiva dos Jackson, até ficar independente.

Até hoje, Michael Jackson é considerado o melhor artista de todos os tempos.

Todos amavam Michael. Menos ele.

Aquele que o público idolatrava era um personagem, criado por aquele artista fenomenal. O homem Michael era tímido, sensível e com muitos problemas emocionais. Michael, quem poderia imaginar, tinha BAIXA ESTIMA.

Michael, no palco, era totalmente livre, criativo, espontâneo, capaz de cantar e dançar por horas e enfrentar milhares de pessoas. Um desafio e tanto. Ele transmitia alegria, segurança, garra e determinação.

Era uma espécie de SEMIDEUS, para os simples mortais.

Fora dos palcos, Michael, que no início de sua carreira era um rapaz forte e bonito, detestava sua aparência. Ele se achava feio!

Fez dezenas de cirurgias plásticas que deformaram seu rosto. Ele não queria ser igual ao pai, não queria sofrer com as tristes lembranças de sua infância. Michael era famoso e tinha dinheiro suficiente para mudar seu corpo, ser outra pessoa. Era negro, mas queria ser branco: alisou os cabelos, afinou e diminuiu o nariz, até quase perdê-lo, usou drogas que clareavam a pele. Teve filhos com mulheres brancas, através da inseminação *in vitro*. Provavelmente, os óvulos das mães foram fecundados por espermatozoides de doadores brancos. Michael se autossabotou de todas as maneiras. Sua mente perturbada e confusa trouxe danos morais e físicos. No palco, o artista Michael não usava máscaras. Na vida real, Michael não saia sem óculos escuros e máscaras que cobriam seu rosto.

Michael também criou um reino próprio. Um reino de fantasia, repleto de brinquedos, animais e guloseimas, onde pudesse recuperar a infância perdida, ser feliz e brincar com outras crianças. Também alterou sua maneira de falar: simulou uma voz infantil e suave, como a de uma criança de cinco anos de idade.

Michael doou milhões de dólares a causas sociais, mas gastava alucinadamente com obras de arte, objetos, móveis, tudo o que lhe agradasse, sem perguntar o preço.

A vida de Michael, que tinha tudo para ser feliz, transformou-se num inferno. Sua saúde piorou muito e sua carreira foi interrompida. Ao completar cinquenta anos, Michael era um fantasma do que havia sido. Tinha muitas dívidas e muitos abutres para sustentar. Precisava voltar aos palcos, e foi o que fez. Uma nova turnê, após tantos anos, foi anunciada. Ao todo 100 *shows* pelo mundo todo! O público esperava por isso há anos. Michael declarou à imprensa que se achava jovem e bem de saúde para enfrentar a maratona. Criou ilusões e expectativas. Para conseguir ensaiar, Michael usava diversos tipos de remédios, analgésicos, estimulantes e hormônios. Somente conseguia dormir, e muito pouco, com injeções de anestésicos. Estava muito magro. Consumido pelas drogas.

Michael viveu os últimos anos de sua vida se autossabotando. Ele sabia que seria difícil voltar aos palcos e brilhar como nos velhos tempos. Temia o fracasso, as críticas e a decadência. Tinha medo de envelhecer e muitas fobias.

Não desistiu da turnê, mas mais uma vez se valeu de um sabotador fatal: drogas mais fortes e poderosas.

O primeiro *show* da turnê, em Londres, com todos os ingressos já vendidos, não aconteceu. Michael Jackson se autossabotou com uma dose letal de anestésico, aplicada por seu médico particular, a seu pedido. A vida de Michael saiu dos trilhos no dia 25 de junho de 2009, desta vez para sempre.

Depois de se sabotarem, as pessoas necessitam de compensação. Criam ilusões e mais ilusões. Querem ser semideuses capazes de tudo, menos serem elas mesmas: sinceras, verdadeiras e espontâneas.

Ser humilde não significa ser submisso; ser espontâneo não significa ser emotivo ou arrogante. Pessoas famosas ou comuns devem aprender a valorizar suas conquistas. As crianças são espontâneas, sinceras e verdadeiras. Não precisam forjar máscaras, nem personagens, para agradarem esta ou aquela pessoa. Os adultos moldam as crianças a sua imagem e semelhança. Tolhem suas aptidões, desejos e vocações. Obrigam os filhos a serem como eles, em vez de deixarem que sejam felizes, fazendo suas próprias escolhas.

A história de Michel Jackson revela que a não aceitação de si mesmo é um dos piores sabotadores, o mais destrutivo. Imagine uma pessoa idosa, de 80 anos que quer ser atleta olímpica, ou campeã de triatlo. Terá de competir com jovens atletas. O passar dos anos limita nosso desempenho físico e emocional. O esforço, o desgaste e a dedicação que um atleta necessita para ser um vencedor antecipam sua aposentadoria. Aos 30 anos, Ronaldo Fenômeno, deixou de jogar futebol. Daine dos Santos, que revolucionou a ginástica olímpica aos 21 anos, participou de sua última competição nas Olimpíadas de 2012. A carreira de um atleta é curta, a dos artistas também. Há exceções, mas para tudo há um tempo certo. Não aceitar nossas limitações, decorrentes do passar dos anos, traz frustração, insatisfação, confusão, fraqueza emocional e espiritual. Por isso a "fama" é perigosa, há tantas mortes precoces e trágicas no meio artístico. Muitos artistas não estavam preparados para a fama e muito menos para o dia em que seriam apenas pessoas comuns.

O aumento das cirurgias plásticas, o exagero, camufla o medo de envelhecer, de não ser aceito pelo mundo. Lá no íntimo é a não aceitação de si próprio.

Posso perder dinheiro, perder tempo, perder energia, perder a paz, perder oportunidades e a felicidade, mas perder a "pose", nunca!

VOCÊ ESTÁ CONVIDADO PARA O
HAPPY HOUR DA SABOTAGEM!

Muita gente consome toda a sua energia para manter a "pose" e acaba por se tornar ineficiente, invejosa, mal-humorada, apática e sem motivação.

O trabalho torna-se um peso: síndrome de segunda-feira, tédio na terça, quarta e quinta, mas a sexta-feira chega, finalmente, aliviando o sofrimento de quem ficou insatisfeito e improdutivo a semana toda, na empresa em que trabalha. Que bom poder relaxar no *happy hour*, com os colegas, ou até mesmo sozinho.

Após cinco dias e cinco noites de "autoflagelo", vai tomar uma cervejinha. É o descanso do lutador nocauteado, destruído, que ali no bar pode esquecer sua vida pequena e chata. Finge que tudo está ótimo, para não perder a pose! Até chegar em casa e dar de cara com a realidade!

Muitas vezes as pessoas têm potencial e vocação para muitas realizações, mas preferem a sabotagem. Tenho certeza de que a cervejinha das sextas-feiras, no *happy hour*, desceria muito mais saborosa se essas pessoas tivessem cultivado a disciplina, a boa vontade, a eficiência e a eficácia. Mergulhassem dentro de si mesmas e se encontrassem. Abandonariam as máscaras e as futilidades. Estariam leves e repletas de energia a semana inteira e aproveitariam muito mais o final de semana.

Ser verdadeiro e honesto consigo mesmo é uma fonte inesgotável de satisfação.

Abandone as máscaras. Seja você mesmo; aproveite suas potencialidades; usufrua as oportunidades; prepare-se para uma vida próspera.

Saber dizer NÃO, quando as outras pessoas disserem, direta ou indiretamente: "aceito só se você for do jeito que eu quero".

ARMADILHAS DA AUTOSSABOTAGEM

1. Repetir os mesmos erros do passado.

Com decisão e coragem, após uma avaliação minuciosa, elaboramos novas estratégias, investimos em um novo negócio, em uma nova relação afetiva, mudamos de cidade ou até de país. Reconhecemos que estamos prontos e que tudo vai dar certo, mas de repente repetimos os mesmos erros do passado. É como se tivéssemos dado um grande salto, para cair novamente na armadilha da autossabotagem. Eu me lembro de que, no início da década de 80, muitos de meus clientes migraram para Portugal ou Miami, porque achavam que iriam ter uma vida melhor; mas no final dos anos 90 estavam de volta ao meu consultório. Alguns fizeram sucesso e muitos fracassaram. Por que fracassaram?

Isto acontece porque, independentemente da nossa vontade de enfrentar novos desafios e vencê-los, existe outro EU, que controla nosso sistema neurovegetativo. Ele ainda impede a nossa transformação. É aquele que processa nossas sensações e emoções. É o Ego que detesta mudanças, pois foi programado para registrar e arquivar todas aquelas regras que nos ensinaram a obedecer na nossa mais tenra infância, como: "Não fale com estranhos".

Caso nossa mente, na infância, tenha sido programada para não falar com estranhos, nos sentiremos ameaçados diante de novas pessoas, manifestando timidez e vergonha de falar publicamente. Uma parte de nosso cérebro, a racional, nos diz: "Abra-se!" A outra adverte, cuidado, daí o conflito emocional.

Em princípio o desafio do desconhecido em si é encorajador, por isso nos atiramos em novas experiências e somos atraídos pela novidade, estamos dispostos a enfrentar a programação do passado.

Mas quando surgem as primeiras dificuldades que fazem com que nos sintamos incapazes de lidar com essa nova experiência ou desafio, surge em nós a presença desta velha programação: "Cuidado! Perigo!".

2. Dúvidas em relação a nossa capacidade de enfrentar problemas e de superar obstáculos.

É importante nos conscientizarmos de que existe um sentimento de insegurança interior que bloqueia nossas emoções e nos paralisa. O medo da mudança é maior do que a força para mudar. Descaso, apatia, falta de motivação e arrogância são expressões de autossabotagem. Na maioria das vezes nos iludimos com soluções irreais, pois revisar nossos erros do passado e aprender com eles não é uma tarefa fácil.

É bem mais cômodo nos iludirmos, para fugir dos verdadeiros problemas ou das experiências negativas do passado.

3. A Ilusão da mente.

É uma ferramenta para a solução de um conflito interior; uma adaptação a uma situação dolorosa ocorrida no passado. Imagine uma criança que aprendeu com seus pais que ser rico é ser ganancioso, mesquinho e alvo de inveja, como o Tio Patinhas. Tio Patinhas não é um cara legal! Já adulta, cada vez que tiver a oportunidade de ganhar dinheiro e aumentar seu patrimônio, vai se sentir ameaçada. Seu comportamento, desde jovem, em relação ao dinheiro, será: gastar além do que ganha, para viver como se fosse rico, criar muitas dívidas e pedir empréstimos. Para esta pessoa, ser cobrado por todos os "credores" significa ser "reconhecido, ser lembrado, ser uma pessoa importante: "Falem mal, mas falem de mim!". É muito difícil perceber que a traição começa em nós mesmos, pois nem nos damos conta de que estamos nos autossabotando!

O que impede de sermos verdadeiros, sem máscara?

Sempre temos uma imagem idealizada de nós mesmos e criamos ilusões a partir desta idealização. Achamos que encontraremos a solução para nossas dores e problemas "no tempo ou nos outros". Numa separação conjugal, há pessoas que sempre acreditam que com o tempo a dor passará. Que o(a) parceiro(a) irá se arrepender de ter abandonado a relação e voltará para pedir perdão. Triste ilusão, que só prorroga o sofrimento e a angústia. Não seria mais saudável encararmos a realidade? Não seria melhor encararmos quais são nossas limitações e nossos erros, do que sermos vítimas eternas de nossa própria sabotagem?

Nossa tendência psíquica é não avaliarmos as emoções que sentimos, pois, em geral, temos dificuldade para lidar com nossos impulsos emocionais.

É necessário muita coragem e sinceridade. É um grande desafio reconhecer que nosso maior inimigo somos nós mesmos.

> Mudar nossa aparência é fácil, ainda mais com os avanços da cosmetologia e das cirurgias plásticas.
>
> Difícil é mudar nossa imagem mental, aquela que construímos sobre nós mesmos, desde que nascemos.

Você não se lembra, mas viver no útero de sua mãe por nove meses era uma delícia! Você tinha proteção total, alimento, calor, ambiente acolhedor, sons agradáveis que se assemelhavam ao mar, podia ouvir os batimentos do coração de sua mãe, a voz dela. Você já era muito amado, nesse casulo perfeito. Mas, de repente, tudo mudou. Seu mundo encolheu, uma força desconhecida empurrou-o em direção a um túnel estreito. Você ficou ali entalado, sufocado, preso, sem saber para onde aquele túnel o levava: precisou pela primeira vez usar seus instintos e a cabeça para passar por aquela pequena porta! Você nasceu! Que coisa horrorosa, onde estou? Estou com frio, com fome e com medo! Vou chorar! E como berrou! Algo o puxou com força, uma luz forte ofuscou seus olhinhos, muitos sons desagradáveis feriram seus ouvidos, você se viu solto, perdido, a se debater com as perninhas e os braços em um espaço desconhecido; morri, você pensou, estou morrendo! Então, pela primeira vez, reconheceu o cheiro, a pele, o calor e a voz que você ouviu durante sua vida pré-natal. A calma e a segurança de um conhecido pulsar fizeram você parar de chorar. Era sua mãe. Ela o colocou em seu colo, o aconchegou e, assim, conduzido por seus instintos naturais e sentidos, você mamou e mamou, até adormecer.

Todos nós, seres humanos, passamos por esses momentos. Não nos recordamos, mas tudo o que sentimos durante nosso nascimento está arquivado em nosso cérebro (memória): fome, frio, necessidade de proteção, necessidade de ser amado e medo, muito medo!

E assim, desde a nossa infância, além da herança genética, a educação, crenças e valores sociais, morais e religiosos, hábitos e costumes condizentes com o lugar e sua respectiva cultura, onde passamos grande parte de nossas vidas, influirão na formação de nossas "imagens mentais".

A memória da luz, que ofuscou os olhos do bebê, ao nascer, vai ofuscá-lo, durante toda sua vida, sempre que olhar para uma luz forte, um refletor ou para o sol. Toda vez que a temperatura cai, sentimos frio, o mesmo frio que sentimos ao nascer, o mesmo medo do desconhecido, medo do escuro, lugares apertados e a tudo que nos ameace. A Síndrome do Pânico, para quem já sofreu deste mal, não parece aquele momento quando foi expulso do paraíso, do útero?!

Somos os criadores, produtores e diretores de nossas imagens mentais.

Você se lembra?

1. O cérebro processa um fenômeno chamado mente.
2. O cérebro percebe do que se trata, usando os órgãos sensoriais: visão, olfato, tato, audição, paladar. Isso tudo se resume em uma palavra: Percepção.
3. Os órgãos sensoriais funcionam como "radares". Captam tudo que vemos, sentimos, etc., levam para uma determinada área do cérebro, o Sistema Límbico.
4. O Sistema Límbico identifica e processa estímulos para dar-lhes um significado, agradável ou desagradável, e esse significado pode se manifestar em forma de sentimentos ou emoções e assim que você toma consciência deles, esse é o fenômeno que chamamos de Sensação.
5. Dependendo da interpretação, a mente emite um sinal e toma a decisão, na região pré-frontal do cérebro. Exemplo: ao pegarmos um limão, o cérebro, por meio da consciência, já o havia identificado (percepção) em frações de segundos. Muito antes

da sua mordida. A mente emitiu seu comando: é limão, não coma! E, simultaneamente, emite outro comando, comece a salivar. Está mais claro agora?! Por isso, quando cérebro capta cheiro de churrasco na rua, é a percepção trabalhando; ela consulta o sistema límbico, para ver se está faltando caloria ou glicose no sangue. Se estiver faltando, imediatamente desperta o apetite, a fome e a salivação, isto é, a sensação. Ela será agradável se não estiver faltando nosso combustível, mas se estiver, ela será desagradável.

6. A mente também percebe e identifica algo desagradável, que no passado nos causou medo e traumas, principalmente medos e traumas herdados de nossos antepassados: o que ouvimos, observamos e aprendemos irão influenciar na nossa tomada de decisão.

7. Todos esses processos duram menos que um milésimo de segundo!

Imagens traumáticas, como a do pai autoritário e repressor, no futuro podem causar ao indivíduo dificuldades em se relacionar com professores e chefes autoritários. Sentimentos rancorosos vêm à tona quando sente a presença de qualquer tipo de autoridade.

Podemos nos exercitar para identificá-la. Mas esta não é uma tarefa fácil, pois a tendência é resistirmos em olhar o lado sombrio do passado. Ninguém gosta de sofrer; no entanto, uma coisa é certa: tudo que ignoramos sobre nossa parte sombria cresce silenciosamente e um dia será tão forte que não haverá como deter sua ação. Ela afetará nossa saúde, vai gerar doenças e trará mais sofrimento!

Nossa imagem mental em relação ao mundo exterior não é permanente. Entretanto, é fácil deixar que a autoimagem do passado se perpetue, domine toda a nossa vida.

Como podemos nos livrar de imagens mentais negativas do passado e nos tornar flexíveis? Como reinventar um modelo diferente de viver?

Sentimentos e emoções destrutivas existem. No entanto, o seu poder de sustentação e influência será enfraquecido assim que reduzirmos o interesse em alimentar a imagem mental.

Nesse instante, poderemos ter uma experiência inteiramente diferente da que julgávamos possível, naquele estado anterior de dor.

Reduzindo a imagem mental negativa, reduzimos também as ilusões e as fantasias; começamos então a perceber a diferença entre o nosso "eu-*self*" verdadeiro e a autoimagem criada para nos defendermos ou nos adaptarmos ao mundo exterior.

Ao reconhecermos essa diferença, nos tornamos capazes de estabelecer uma nova meta em nossa vida.

Ao perceber que a imagem mental gera sentimentos ou emoções desagradáveis, temos a oportunidade de transformá-la em novas oportunidades de crescimento. Isso se chama superação. A arte de transformar um limão em limonada!

Por favor, não repita, nem se apegue mais àquelas famigeradas frases feitas que tantas vezes citamos neste livro. Elas apenas o conduzem ao mesmo e velho caminho das pedras. Ao sofrimento.

Lembre-se dos sábios versos do compositor Lupicínio Rodrigues, cantados por Caetano Veloso. Não é do seu tempo? Ora, música boa é eterna. Cultura não tem idade!

"Trazer uma a ição dentro do peito
É dar vida a um defeito
Que se extingue com a razão."

O processo de autoconhecimento poderá então se tornar um jogo divertido e curioso sobre nós mesmos. Não é que Freud tinha razão?

Autocobranças, insatisfação, baixa estima, medo e inseguranças muitas vezes geram os ciclos negativos de repetição de comportamento, que levam a problemas no casamento, na relação entre amigos, com os irmãos, com pais e filhos, no campo de trabalho profissional e bloqueiam nosso desenvolvimento pessoal. Os padrões de repetição de comportamento fazem parte da aprendizagem dos seres humanos. O que é problemático são as compulsões que levam as pessoas aos conflitos, seja no trabalho, contra seu chefe, aquelas cobranças repetitivas da mulher ao marido, filhos e vice-versa. Ciúmes doentios que prejudicam, além da própria vida, a vida dos outros, brotam de relacionamentos passados ou da infância mal resolvida. Muitas pessoas cometeram crimes passionais por ciúme, sentimentos de vingança, raiva reprimida e baixa estima.

Os Budistas chamam este ciclo repetitivo de sofrimento de SAMSARA.

Hoje, os avanços da ciência permitem mapear a alteração neurológica do cérebro das pessoas que sofreram abusos sexuais e violência na infância. As consequências são devastadoras, se estas pessoas não passarem por terapias adequadas. Daí a técnica do *Coaching* Holístico, baseado na técnica de Shiou Hsing, como um método eficaz de reforma íntima do nosso Ser.

ACABE DE UMA VEZ COM A AUTOSSABOTAGEM

Todos os dias, além dos sintomas das mais variadas doenças, ouço as queixas dos pacientes.

A queixa mais comum é que não entendem porque, mesmo após tanto esforço, não conseguem alcançar seus objetivos. Sentem que estão patinando sem sair do lugar, quando se trata da tomada de decisões. As coisas não acontecem do jeito que esperam.

É muito comum nos depararmos com grandes obstáculos e dificuldades quando decidimos fazer algum tipo de correção ou mudança em nossa vida. Vivemos anos e anos acomodados e resignados.

Ao traçar uma meta, afirme um compromisso com você mesmo.

Não importa o que aconteça, siga adiante.

Procure focar, várias vezes ao dia, naquilo que você quer. É fundamental.

Uma vez estabelecida sua meta, escreva em seu diário ou em um papel. Cole-o na porta, na mesa de trabalho, na cozinha ou no banheiro. É essencial pensar constante e consistentemente no que se deseja alcançar.

Contratar um *personal* (*coach*) para discutir, dialogar, pode ajudar muita na reformulação de suas crenças e valores. Hoje ouço muitas pessoas terem seu *personal* para prática esportiva, *personal* para cuidar de seu visual, estilo de vestir, mas não vejo gente contratar um *personal* para cuidar de sua mente.

Nunca diga não para você! Não quero sofrer mais, não quero ficar sozinho, não quero ser pobre, não quero engordar, não quero ficar doente... Sabe qual vai ser o resultado? Sofrimento, solidão, pobreza, obesidade e doenças.

SIM! SIM! SIM!

É preciso ter afirmações na vida. Nossa mente não aceita negação. Use afirmações como: quero paz e harmonia, quero estar com as pessoas, quero ser rico, quero ser magro, quero ser saudável.

De fato, nossa mente não processa a palavra "Não".

Quando alguém lhe ordena: "Não pense na cor vermelha!" Qual é a cor que virá na sua cabeça? Vermelha!

MEDO E SABOTAGEM

Ao ver um Buldogue solto, vindo direto na sua direção, você tem duas respostas:

1. A primeira reação: você sente medo.

2. A segunda reação: você foge.

E se eu lhe disser que a sua primeira reação será fugir e que depois você vai sentir medo?

Na verdade quando seu cérebro, essa máquina poderosa, detectou o perigo (o cachorro bravo) como um objeto ameaçador, em fração de segundos liberou os hormônios de estresse, acelerou seu coração, aumentou a circulação do sangue periférico, que nutre os músculos esqueléticos para você correr; dilatou sua pupila para você enxergar melhor. São ações de fuga fisiológica imediata, ou seja, sua mente já processou e liberou todos os recursos de sobrevivência para o perigo imediato. Podemos afirmar que você já fugiu por medo. Depois, essas mensagens foram encaminhadas para o cérebro esquerdo, que interpretou e deu nome: M E D O (registrou na sua consciência racional). Quando avaliamos ou percebemos que estamos com medo, a verdadeira FISIOLOGIA do medo já passou. O que resta são lembranças dessas reações fisiológicas registradas, que é o impulso que o cérebro necessita para interpretar e recarregar sua bateria, e a mente racional o chama de MEDO.

Você ainda tem dúvidas? Então, vamos esclarecer!

Um novo estudo mediante o mapeamento do cérebro, com as mais evoluídas imagens de ressonância magnética funcional, demonstrou que quando um estímulo provocador de medo (como uma fera daquelas, por exemplo) é detectado à distância, o cérebro humano liga um circuito, que analisa o nível de ameaça e as maneiras de evitar o animal ou o perigo. Se a fera se aproximar – aumentando a ameaça –, outras regiões do cérebro, mais reativas, entram em ação, desencadeando uma resposta imediata de proteção, seja lutar, fugir ou ficar paralisado.

O cérebro tem um sistema que precisa estar alerta para avaliar e decidir, em relação a estímulos externos, se se trata de uma ameaça ou não. É o cérebro que decide: "Se manda, cara!". Esse alerta é tão rápido que a gente nem tem tempo de sentir "medo". A ficha ainda não caiu quando as pessoas veem a fera, mas quando saem correndo dela.

Para se ter uma descarga fisiológica do medo, tem de haver uma ameaça. Imediatamente todo o nosso organismo reage a essa ameaça, para depois passar essas informações à cognição, transformando em palavras, com a finalidade de expressar ao mundo exterior. Por isso, na ótica da neurociência, quando você diz: "estou com medo", na verdade o medo já passou; é a lembrança do medo que está nos afetando. Lembra-se, lá atrás, de quando expliquei que a mente adora repetir lembranças negativas, traumáticas, pois isso gera estímulos/impulsos elétricos, para carregar nossa bateria, o cérebro? A pessoa que vivenciou uma experiência traumática no passado, como, por exemplo, demorou a nascer, terá registrada em sua memória aquela sensação de sufoco, no canal do parto. Mais tarde, inconscientemente, poderá ter claustrofobia, medo de avião, elevador e ambientes fechados.

Medo é um meio de proteção da espécie humana; é uma função específica, que anula o instinto de ataque ao percebermos um oponente mais perigoso e forte; portanto, é o instinto de sobrevivência. Com esse recurso, nossos ancestrais desenvolveram a tecnologia de sobrevivência e criaram grandes civilizações.

Respostas rápidas em relação a estímulos externos também são importantes, porque, para os primeiros mamíferos do planeta, que eram menores e mais fracos que os répteis, uma reação rápida na forma de uma luta, fuga ou paralisação era e ainda é crucial para a sobrevivência do animal. Nos humanos, anormalidades nessas funções podem levar à ansiedade e transtornos de pânico.

No mundo moderno, esse instinto de sobrevivência transformou-se em busca de conforto e tecnologia. Não precisamos nos arriscar mais, na caça e fuga, como nossos antepassados. Atualmente o ser humano busca adrenalina na prática de esportes radicais, nas montanhas-russas, saltando de paraquedas, na Casa dos Horrores, nos parques de diversões.

O que eu vejo hoje é um aumento significativo de pessoas com fobias: pavor por insetos, bichos, alturas e até fobia social. Fobia é algo irracional. A pessoa não consegue combatê-la sozinha, porque está muito sensibilizada. É preciso usar a técnica de dessensibilização.

"Mário tem pavor de insetos, principalmente de gafanhotos. Aos 40 anos, fica totalmente paralisado ao ver, mesmo de longe, o inseto ou algo que se assemelhe a ele. Ele não consegue falar, pedir ajuda, nada. Fica gelado, suando frio, sente formigamento no corpo todo e o coração dispara. É ator de filmes de ação e sempre filma em lugares com muitas pedras, madeira e areia. Faz cenas perigosíssimas, mas, mesmo usando botas e sobre um cavalo, ao ver um inseto na areia, quase entra em estado catatônico. Muitas vezes as filmagens foram interrompidas. Um prejuízo danado aos produtores dos filmes e à carreira de Mário. Ele não sabia a causa dessa fobia, que atrapalhou sua vida toda. Até ir visitar um tio, que não via desde os quatro anos de idade, que morava em uma fazenda no interior de São Paulo. Mário costumava passar férias com seus pais no rancho do tio. Durante a visita ao tio, já muito idoso, reconheceu o quarto onde ficava quando criança: tudo muito limpo e arrumado, a mesma cama, a mesma decoração. Mário aproximou-se da cama para arrumar suas coisas, quando o tio lhe disse:

— Quando você era pequeno, certa noite acordou gritando: havia um gafanhoto enorme ao lado do seu travesseiro. Você saiu correndo pela casa. Agora não tem mais perigo. Dedetizei a casa toda! Durma bem!

Mário não conseguiu pregar os olhos a noite toda. Passou a noite vigiando a cama. De volta à sua cidade, refletiu sobre a causa de sua fobia e foi fazer tratamento. Não foi fácil, mas Mário ficou curado. Nas filmagens realizadas no cerrado, quando aparecia um inseto ou gafanhoto,

Mário não passava mal. Ou matava ou chamava alguém da produção para acabar com o bichinho.

Muitas fobias parecem "inocentes", mas podem bloquear muitas vezes o trajeto da circulação de energia nos meridianos do corpo, ou seja, a representação do nosso circuito cerebral. Pergunte a si mesmo: o que eu quero fazer vai me machucar, ferir, prejudicar-me física e emocionalmente? Ou são meus pensamentos que querem me impedir de entrar em ação? O mecanismo da síndrome do pânico é de difícil cura porque foram gerados pelas experiências negativas do passado, o perigo já passou, mas sua mente inconsciente insiste em lembrar daquela situação dolorosa quando vê o objeto ou a situação ameaçadores que lembram da experiência do passado, criando assim um ciclo vicioso de repetição até a imobilização do indivíduo. Medo gera outro medo, e estes vão crescendo, transformando-se em pânico. Remédios funcionam interrompendo este circuito repetitivo, mas, quando deixados de tomar, os sintomas voltam... Porque conscientemente não gostamos de pânico, mas inconscientemente o cérebro "gosta", porque recarrega sua bateria.

Se seus pensamentos lhe dizem que não há grandes riscos para você e para outras pessoas, vá em frente, faça aquilo que tem medo. O resultado pode surpreendê-lo, ao perceber que medo é apenas um recurso que a mente cria para imaginar um futuro que não dará certo.

A autoproteção é um dos instintos herdados de nossos ancestrais e aflora através do medo, que mais tarde se transforma em autossabotagem:

— Por que vou me dedicar a algo se não vai dar certo?

Esta pessoa teve fracasso no passado e agora está associando o novo empreendimento à dor e frustração daquela época. Nesta situação, o instinto de proteção, o "inconsciente", cria um mecanismo para evitar um novo desafio: aquelas desculpas, como crise econômica, falta de crédito bancário e a burocracia, são pensamentos gerados pela autossabotagem. No ideograma chinês, vejam vocês, crise 危机 significa perigo e oportunidade.

Como podemos superar o medo?

Já expliquei que assim que temos consciência do medo, ele já era! Que tal, vamos escrever sobre seus medos na próxima página?

VOCÊ TEM MEDO DO QUÊ?

Medo de falar em público: na verdade é a sua expectativa que o está sabotando, por meio de pensamentos do tipo: vou ser vaiado, vão rir de mim, não vou me lembrar do discurso, vou passar mal, gaguejar, etc. Essas expectativas impedem as pessoas de tomarem atitudes e são interpretadas como reação do medo, mas na verdade é a preocupação do julgamento dos outros. Quem muito julga é muito cobrador e crítico, tenha menos autocobrança e autocrítica!

Na clínica tenho vários clientes que perderam oportunidades de ascensão profissional porque tinham medo de falar em público, medo de viajar de avião e pavor de altura! Gente que evita ser promovido a VP (Vice-Presidente) porque seu *offlce* seria no último andar do prédio, na Avenida Paulista, com paredes de vidro!

Treine sempre o difícil e tenha certeza da destruição do medo, pois nosso cérebro se acostuma e não fica paralisado. Entre em ação, tome uma atitude!

— O que de pior pode acontecer se eu tentar?

Avalie a resposta e faça algo. Ao menos você tentou, mas não dê ouvidos àquela voz que ecoa na sua mente. Muitas vezes, essa voz tem a intenção positiva de protegê-lo, mas na verdade, nesse momento, só serve para atrapalhar. Lembre-se sempre que, por debaixo do medo, se esconde muitas vezes as expectativas ou cobranças do passado. O grande mérito da pessoa de sucesso está em vencer esse medo e focar no presente.

Talvez a única forma de descobrir se as coisas vão dar certo ou não seja fazendo-as! Lógico que temos de respeitar a estratégia, o planejamento, observando nossa meta, crença e valor. Nada de impulsividade. Boas ideias na cabeça e pés no chão.

Para realizar seus sonhos você precisa ter coragem e acreditar!

Muitos deixam de tentar algo em suas vidas pelo simples fato de não acreditarem que vão conseguir. Não é raro ouvir pessoas dizendo: "Eu queria ser empresário e não empregado", "Queria conhecer outros países, mas o dinheiro é sempre curto". Se você fizer uma pesquisa com funcionários de grandes empresas, quase todos dirão que gostariam de estar no topo e ser o chefe, de ser o dono da empresa em vez de um mero funcionário. A conversa muda quando essas pessoas descobrem que, para ser o dono da empresa, foi preciso muito esforço, dedicação e uma boa dose de tolerância ao risco. Muitas pensam: "Por que eu deveria arriscar sair da empresa para abrir meu próprio negócio se o salário que eu ganho é o suficiente?"; "E se não der certo? Melhor um passarinho nas mãos do que dois voando! Preciso ter certeza de que vai dar certo!"

Se você quer realizar seus sonhos, terá de sair da sua zona de conforto e se arriscar. Para isso você terá de enfrentar seus medos, desenvolver sua flexibilidade, para lidar com as incertezas de um novo negócio. Por isso, digo a você, querido leitor, que tenha a coragem para levantar do sofá e vencer o que eu chamo de síndrome do "Homer Simpson". Para os que não o conhecem, é aquele personagem bonachão da série de tevê, que só pensa em levar a vida com o menor esforço possível.

Se você quer ser um empresário de sucesso, arrisque-se e comece a trabalhar para isso. Se você quer fazer a viagem dos seus sonhos, arrisque-se e comece a economizar para poder realizá-la; se você quer receber aquela promoção, arrisque-se a trilhar por caminhos diferentes, aprenda coisas novas e crie um diferencial em sua carreira.

Saiba da lei do:
Arriscar nada é arriscar tudo!

Tudo aquilo que você poderia realizar pode se tornar apenas um devaneio se ficar tomado pelo medo de perder aquilo que conquistou. Não estou dizendo que você tem de abandonar suas conquistas, mas você pode usar a experiência adquirida nessas conquistas para enfrentar novos desafios, navegar por novos mares.

Quando Cristóvão Colombo decidiu se aventurar pelos oceanos em busca de novas terras, teve ousadia e coragem para embarcar numa aventura incerta e cheia de riscos. Por que não você?

O escritor alemão Johann Wolfgang Goethe diz: "Tudo que possas ou sonhas fazer, comece. A audácia contém gênio, poder e magia".

Muitas pessoas me perguntam: "Como posso sair de uma situação difícil e começar a alcançar os resultados que tanto desejo para minha vida?".

Muitas se sentem tão estagnadas e sem opções que só conseguem imaginar uma mudança de vida se forem ganhadoras de um prêmio acumulado na Mega-Sena. Entenda que as chances de ganhar na Mega-Sena acumulada são tão pequenas, que nem vale a pena perder tempo nas enormes filas que se formam todas as semanas. Não quero que você deixe de fazer sua "fezinha" semanal, mas quero que você também abra espaço para que a "sorte" o ajude. A verdadeira sorte!

Equação da Autossabotagem:
Autossabotagem = Sentimento de Culpa + Medo

Minha vida estava bastante confortável até o ano de 2010, eu atendia meus clientes na clínica, dava cursos de pós-graduação e desenvolvia pesquisas clínicas, mas alguma coisa em mim queria mais. Desde que comecei a desenvolver a técnica de Shiou Hsing baseado na filosofia da MTC, *Coaching* Holístico, vejo-me como um treinador de talentos. Entendi que teria de sair da minha zona de conforto e me arriscar em novas áreas. Depois de mais de trinta e cinco mil consultas como médico, tratando de doenças, estava na hora de desenvolver uma nova especialidade. O objetivo principal: eliminar a verdadeira causa das enfermidades. Foi assim que comecei a formar grupos na SPA Cha'nTao, totalmente comprometido em fazer, ainda mais, a diferença na vida das pessoas, que acreditam em minhas ideias, na inovação.

Estou em juramento e comprometido a ajudar a desenvolver a potencialidade "adormecida" das pessoas, como fiz, quando me formei médico, com o "Juramento Hipocrático".

As pessoas que me conhecem sabem que trabalho muito, inclusive nos finais de semanas, sete dias por semana, como meus compatriotas na China, rsrsr... Foi a melhor coisa que me aconteceu, pois nunca trabalhei tanto e ao mesmo tempo nunca estive tão feliz. Tudo apenas por ter me comprometido em fazer "Mais" do que havia feito até agora!

Você também pode!!!

As pessoas do curso de motivação dizem: é fundamental que você tenha uma estratégia de comprometimento com o seu negócio. Mas, na minha experiência, digo:

— Você precisa ter uma estratégia para ficar comprometido em alcançar suas metas, respeitando seus valores e crença!!! Estar comprometido significa ter a coragem 勇气 – *Yong Qi* – (Lembra-se? *Qi* significa energia e *Yong*, determinação) Coragem necessária para abandonar as desculpas, que não trazem nada de bom para você, e sair da zona de conforto para fazer algo por si mesmo. Não fique esperando que um dia alguma coisa boa aconteça, para só então ter coragem de fazer algo.

Aposte todas as fichas em você mesmo. Comprometa-se a dar o melhor de si, sem desculpas e sem medo do fracasso. Tenho certeza de que você vai alcançar o sucesso que deseja. Falo isso por experiência própria, porque vi alguns de meus clientes curados de suas enfermidades. Eles conseguiram desenvolver suas habilidades e hoje estão bilionários! Há vinte e cinco anos alguns eram "moleques", hoje são CEO (Diretores Executivos) ou donos de grandes corporações.

Muitas pessoas se sentem frustradas quando não conseguem dar continuidade a uma meta estabelecida, seja uma dieta para perder peso, aprender um novo idioma ou melhorar seu desempenho profissional. Isso acontece por um simples motivo: falta disciplina e sacrifício para continuar. Querem resultados imediatos.

As pessoas passam anos bebendo, comendo e vivendo de maneira desregrada. Em apenas duas semanas de prática da "vida saudável", já querem perder seus vinte quilos ou correr maratona!... Alias, você já deve ter visto aqueles corredores, na prova de São Silvestre, que na largada saem em disparada, cheios de energia! De repente vão perdendo o pique e desistem bem antes da metade da prova, certo?

Meu mestre dizia: "A empolgação para agir é uma coisa, estabelecer suas metas é outra. Sobretudo manter a força de vontade, disciplina e capacidade de fazer o sacrifício nem sempre vêm juntos com a empolgação."

Saber esperar e ter paciência para dar continuidade àquilo que se quer exige:

- Mais esforço
- Mais dedicação
- Mais amor
- Mais generosidade
- Mais trabalho
- Mais estudo
- Mais, Mais, Mais... e Mais...

Esse "Mais" é a ponte que vai unir seus sonhos às suas realizações.

Minhas sugestões:

1. Escreva no papel aquilo que quer

A melhor maneira de se comprometer com um objetivo é colocar no papel aquilo que deseja para sua vida. Sempre pedi para meus clientes carregarem um diário de bordo. Já que esta vida é uma navegação, vamos registrar tudo aquilo que faz sentido no nosso dia a dia.

O registro de um sonho, meta ou objetivo fazem com que o cérebro comece a buscar novas oportunidades para que suas metas se concretizem. Outra forma de reforçar e ampliar sua VISÃO sobre aquilo que quer é utilizar imagens para tornar mais claros seus desejos. Criar uma tela mental com imagens de lugares que quer ir, objetos que quer ter e metas que quer alcançar.

Fazer isso é como ter um GPS para o cérebro, mantém você ligado àquelas imagens.

2. *Comece pequeno*

Uma das principais regras para desenvolver sua disciplina é ter CONSISTÊNCIA, ou seja, fazer algo todos os dias. A melhor forma de sustentar sua ação é se comprometer a fazer pequenas coisas diariamente, que te levem na direção daquilo que quer. A estratégia que utilizo é dividir um objetivo em pequenas metas totalmente realizáveis. É mais fácil realizar uma pequena ação hoje do que esperar ficar pronto para fazer algo grande. Não espere ter dinheiro para contratar um *personal trainer* que o ajude a emagrecer, comece hoje fazendo exercícios leves, como subir uma escada ou dar uma volta no quarteirão. TODOS OS DIAS, é isso mesmo que você está lendo, vamos levantar e comece agora mesmo!!! Depois você volta a ler o resto do livro!

LARGUE TUDO, COMECE AGORA!!!

Não espere um editor aparecer para começar a escrever seu livro, pegue uma folha de papel ou abra seu editor de texto e escreva um esboço, uma ideia do que quer ver publicado. A repetição sistemática de qualquer ação cria um novo hábito, tornando cada vez mais fácil a sua repetição.

— Quer saber? Foi assim que comecei a escrever este livro...

3. Esteja comprometido em realizar suas metas

Uma poderosa ideia a respeito da conquista de metas é a de que você é 100% responsável por aquilo que conquista (mesmo que em certos momentos precise da ajuda de outras pessoas).

A maioria desiste porque coloca a responsabilidade e a culpa nas mãos de outras pessoas. É sempre o chefe, a esposa ou o marido que não os deixam vencer. Esqueça isso. As pessoas têm seus próprios problemas para enfrentar. Sua meta não pode depender de mais ninguém para que seja realizada.

Por isso, é muito importante estar verdadeiramente COMPROMETIDO em alcançar aquilo que você deseja. Minha recomendação é que você pare alguns minutos por dia para refletir sobre o PORQUÊ quer aquilo. Se você não tiver um porquê forte, poderá procrastinar a realização dos seus sonhos indefinidamente. Assuma o compromisso de fazer aquilo que estabeleceu e FAÇA!

4. Enfrente o espelho

Eu sei que a disciplina não é algo fácil de conquistar, afinal, somos bombardeado com urgências e distrações que roubam nosso foco o tempo todo. Observe seus resultados atuais e seja sincero com você mesmo para responder:

— Sua vida está exatamente da forma como planejou?

Você está feliz com a forma que vem conduzindo seus projetos? Se a resposta para essas perguntas for negativa, é preciso que você entenda que sua vida atual e o que você está colhendo hoje são apenas o reflexo de quem você foi no passado. É o tal *Karma* que os chineses falam: força da ação e reação. O hoje é o fruto do passado.

Hoje é o futuro de ontem e o passado de amanhã.

Eu sei que é fácil fazer, mas é igualmente fácil não fazer. O que diferencia as pessoas com RESULTADOS EXTRAORDINÁRIOS daquelas que não os obtêm é a ousadia para entrar em ação e o comprometimento de continuar firme na direção da sua meta, não importa o que aconteça.

Suas conquistas futuras estão diretamente ligadas às coisas que você está fazendo ou deixando de fazer hoje. O segredo é começar a fazer novas escolhas a partir de agora.

— Vamos praticar a fórmula mágica do Mais... *Omi To Fo*!!!

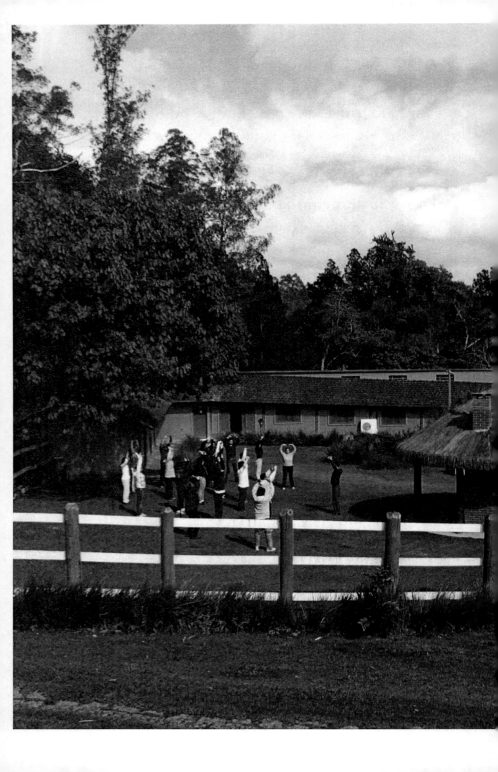

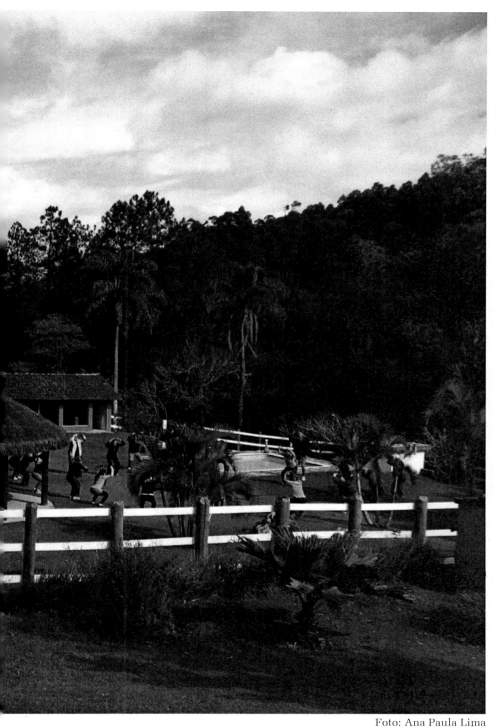

Foto: Ana Paula Lima

Parte II

VAMOS RESGATAR SUA HARMONIA, EQUILÍBRIO E PAZ

Ferramentas:
A. *Coaching* Holístico
B. Meditação
C. *Lien Ch'i*
D. Dieta e ervas
E. Fitoterapia

CAPÍTULO 8

O QUE É *COACHING* HOLÍSTICO ATRAVÉS DO *SHIOU HSING*?

Coaching é uma poderosa ferramenta para o desenvolvimento e a transformação de pessoas, inclusive aquelas pertencentes ao mundo corporativo. As empresas são dirigidas e organizadas por pessoas, seu combustível são a motivação, suas crenças e valores pessoais é que formam sua meta, a realização de várias metas ao longo de sua jornada criam o seu destino, isso acontece também nas empresas, as pessoas não sabem que o seu trabalho é a sua fonte de inspiração, de mudança, de evolução e também de aprendizagem. Sua família, seus filhos, a esposa e amigos são o tempero, o que dá sabor às conquistas que irão mudar definitivamente seu destino!

Coaching, esta palavra tão utilizada hoje em dia denomina o processo de equipar as pessoas, na vida profissional, para que se tornem efetivas e eficazes, no cumprimento de suas metas. *Coach* é o treinador ou o maestro que conduz, encoraja, apoia, motiva e acompanha pessoas na execução do plano de ação traçado, rumo ao desenvolvimento e à transformação destas.

Aliando novas descobertas da neurociência à sabedoria milenar oriental, fundamentado na filosofia da Medicina Tradicional Chinesa, descobrimos ferramentas de fácil assimilação para o alcance das metas e do sucesso.

"*ShiouHsing*" é uma palavra muito usada desde a antiguidade, na China feudal, quando se praticava arte marcial, pintura e escultura como formas de treinamento para a evolução espiritual e o despertar de seus talentos. Como essas práticas eram realizadas, frequentemente, nos templos budistas, isolados dos grandes centros urbanos, ficou a impressão de que o *ShiouHsing* seja praticado longe do mundo materialista, como o cinema romântico exibe. Lembram-se do seriado *Kung Fu no Templo Shao Lin*, com David Carradine? O mestre Po e o Gafanhoto? Quanta sabedoria e ensinamentos! Que saudade! Hoje ninguém fala mais de lealdade, honra, devoção, sacrifício e disciplina; o mestre Po era o *Coach*, que treinava o Gafanhoto, ensinando-o a ouvir cada nuance da vida. O mestre era cego; mesmo assim, conseguia sentir tudo a sua volta, com todos os seus outros sentidos apurados. Era um exímio lutador de Kung Fu. A figura do mestre, no Ocidente, é um personagem a ser seguido. Devemos modelar o mestre no seu jeito de viver, pois ele é o exemplo em pessoa. Nosso Senhor Jesus Cristo, ao ensinar a humildade aos seus discípulos, ajoelhou-se e lavou os pés dos apóstolos...

Lá na minha terra, a figura do mestre é a do "torturador" em pessoa, pois ele encarna o pesadelo mais terrível da sua vida; ao conhecer a sua essência, ele vai "espremê-lo" ao máximo, até que você liberte toda a sua potencialidade. Imagine um assassino em potencial que desejasse aprender arte de escultura como *LingLin*. O mestre jamais o ensinará a esculpir, mas sim a arte de guerrear; vai transformá-lo em um grande general para defender o País. Este exemplo nos faz lembrar o autor do clássico *Arte de Guerra*, do general Sun Tzu.

Na China, a figura de mestre é um carrasco, um torturador, um transformador, um orientador, em suma: um treinador, um *coach*.

Shiou, o que é isso mesmo?

Shiou 修 significa: reparar, consertar, reformar, reestruturar, reformular, refazer, transformar, modificar, repaginar, etc.

Hsing 行 significa: forma de ser, método, caminho, comportar, ajeitar, decidir, adaptar, etc.

Numa tradução mais próxima para o português, seria a "Reforma Íntima"; um método de autoconhecimento e desenvolvimento, praticado pelos meus "patrícios" há milhares de anos, lá na "terrinha" (leia-se China), que há poucos anos se tornou a segunda economia do mundo!

Na verdade, a palavra *ShiouHsing* originou-se no pensamento budista e tem como filosofia a prática realizada no no dia a dia.

— Não sou budista, e daí!?

— Também não sou, estou tentando ser.

— Como assim?

A palavra *Budha*, de origem páli (sânscrito), significa luz. A luz que ilumina o caminho, o caminho da vida, o Destino. Eu afirmo que você é budista porque, nesta jornada da vida, tenho certeza de que você já ajudou alguém e lhe deu uma "luz", um caminho ou uma solução para alguma questão na vida dessa pessoa. Então, você é budista!

Para mim, *coach* é uma pessoa que ajuda o outro, por isso os monges budistas, que faziam e fazem juramentos para ajudar outros, são *coaches*. Na China, são chamados de Mestres. Sou um *coach*, porque fiz um juramento quando me formei como médico, para curar os males das pessoas e salvar vidas... Mas eu queria "mais".

Devemos treinar o que for mais difícil, pois é na dificuldade do mundo real, de todo o dia, que se pratica o caminho da Reforma Íntima.

Com o passar do tempo a parede da casa fica suja; é preciso pintá-la; quando a telha quebra, é preciso trocá-la; quando a pia tem vazamento, é preciso consertá-la. Do mesmo modo, se não cuidamos das nossas atividades fisiológicas e psicológicas, entramos em desarmonia.

Vamos sofrer e faremos outros sofrerem, principalmente aos que mais amamos: nossos filhos, pais e cônjuges.

— Você já pensou que está sendo muito egoísta, ao negligenciar sua saúde?

É aí que entra *Shiou*, o reparo e o conserto constante na nossa personalidade, do nosso jeito de ser.

O grande filósofo ChungTse (pupilo número um de Confúcio) diz:

"Para cada dia vivido devemos ter três reflexões".

Fazendo reflexões diárias sobre o nosso comportamento, mesmo tendo cometido erros, será fácil corrigi-los.

Por isso precisamos estar atentos às nossas atividades do cotidiano, investigando a partir da nossa própria experiência da realidade o fenômeno da transitoriedade. Tudo passa. Se você está numa pior, tenha certeza de que vai passar. Se você está na crista da onda, sinta-se orgulhoso pela sua realização, mas não fique arrogante, não ostente. Aceite suas conquistas com naturalidade e gratidão. Você merece, mas tenha consciência de que a onda pode passar. E isto também é natural.

Assim, *ShiouHsing* é uma disciplina extraordinária de treinamento para a compreensão da nossa existência, buscando o caminho da evolução espiritual, mediante treinamento diligente e esforço, para evoluirmos como pessoa, rica em realizações e espiritualidade.

É esse o caminho que estou buscando e quero compartilhar com todos vocês, não importa que área profissional seja a sua, porque cheguei à conclusão depois de trinta anos como médico que tenho duas metas: a primeira é ajudar os clientes a alcançar um autoconhecimento e apontar as dificuldades que os induzem aos erros que estão cometendo, ajudar a construir uma força de caráter interior fortalecendo a natureza de seus talentos. Aconselhar aos clientes como restabelecer e melhorar a sua harmonia e equilíbrio com paz de espírito. A segunda é a busca de uma ferramenta por meio de técnicas como meditação, LienCh'i, ervas medicinais e uma dieta saudável para alimentar o corpo físico e recobrar a força.

O Treinamento *ShiouHsing* amplia o autoconhecimento, desenvolve o potencial das pessoas e ajuda a descobrir e atravessar as pontes entre suas metas, sonhos e a sua efetiva realização. O *Coaching* Holístico na Medicina Tradicional Chinesa tem a finalidade de identificar o estado atual da Consciência (Ch'i) da pessoa e o estágio que ela deseja alcançar, e principalmente mostra como ela pode alcançá-lo, transformando sonhos em inspirações, ideias em atitudes e realizações.

O *Coaching* Holístico é pragmático, eleva a motivação, ajuda a definir objetivos, de forma a torná-los desafiadores e estimulantes; contribui para a compreensão de seus valores mais profundos, identifica os obstáculos e conflitos da Mente (*Shen* 神) e, por meio da formulação de um plano estratégico mental, abre as "Passagens" (Mang 門) para a realização de suas metas. Desperta no indivíduo uma melhor percepção de como está seguindo com sua vida.

O *Coaching* Holístico traz mudanças profundas e duradouras por meio de novas opções, aumenta a autoconfiança, quebra seus paradigmas e bloqueios emocionais, fazendo com que se sinta mais coerente, confiante e capaz de superar limites e, sobretudo, desenvolver e ampliar seu potencial.

O C. H. não opina nem diz o que deve ser feito, mas é a ferramenta precisa que vai facilitar o encontro de suas próprias respostas. C. H. valoriza seus sonhos, metas, objetivos, intenções e valores. C. H. fortalece seu bem-estar interior (*Jing* 精), auxilia na realização profissional e, acima de tudo, desperta suas virtudes (*MeiLian* 美良).

C. H. vai ajudá-lo a ultrapassar suas limitações e assumir a direção de sua vida, iluminando o seu próprio caminho, o seu destino e o das pessoas que lhe cercam e que nutrem um sentimento de amor por você. Você pode acreditar que irá além do que parece impossível; impossível é a palavra para expressar que até que alguém faça a Olimpíada deste ano, quantos impossíveis desapareceram?! Neste momento da vida e, mais do que isso, neste processo, você irá aprender a aprender.

UMA BOA IDEIA PARA UM ÓTIMO RECOMEÇO

Objetivos:
- Melhorar seu desempenho no trabalho;
- Aumentar sua capacidade de decisão certeira;
- Maior tolerância contra o estresse e a pressão diária.

Obstáculos a serem superados:

- Falta de tempo;
- Comprometimento;
- Disciplina.

COACHING HOLÍSTICO É UMA REFORMA ÍNTIMA

Visão e prática atual

A solução de problemas pode ser comparada à procura de um tesouro por meio da escavação de um terreno.

Um homem saiu à procura de um tesouro. No terreno indicado no mapa que ele possuía, havia um poço.

"Que bom", pensou! "Se já existe um poço, vou começar por aqui: vou escavá-lo mais profundamente."

Quanto mais ele cavava, mais fundo o poço, e mais difícil enxergar o que estava acontecendo em outras partes do terreno.

Alguém se aproximou para saber o que havia no buraco.

— Tem um tesouro, se me ajudar a cavar mais fundo, dividiremos. O outro homem também entrou no buraco.

E lá ficaram os dois cavando, sem parar, sem enxergar que o poço estava cada vez mais fundo.

O efeito geral é chamado Inércia Psicológica.

Quanto mais cavavam, mais comprometidos ficavam com aquele enorme buraco.

Já exaustos, começaram a indagar:

— Mas será que falta muito?

O outro respondeu:

— Tesouros ficam bem escondidos. Creio que não cavamos o suficiente! E agora? A gente não conseguiu e estamos cansados.

— Vamos pedir ajuda a outros que por aqui passarem, respondeu o primeiro homem. Novos recursos são usados para acelerar a escavação.

Vieram outros dois, mais fortes, e cavaram, cavaram...e nada de tesouro!

Mais escavadores profissionais e especialistas, com melhores pás, e nada...

Surgiu alguém com uma escavadeira e aumentou mais o buraco! O buraco ficou tão fundo que já nem viam o mundo. E nem o mundo os via. Acabaram por ficar lá no fundão para sempre, enterrados.

A moral desta história é que não havia nenhum tesouro naquele poço, que virou um sepulcro.

O poço era apenas um problema. Uma cilada, como sempre acontece para quem não explora todo o terreno, antes de se enfiar em um buraco sem fundo!

No terreno profissional:

Abandonar o poço não é uma decisão fácil.

A todo o momento, aparecem indícios de que o tesouro está próximo, decidimos cavar um pouco mais e vamos nos enterrando.

Ao invés de ser resolvido, o problema cresce e o buraco acaba por se tornar a sepultura de iniciativas bem-intencionadas, mas mal direcionadas.

Você já pensou em escavar seu tesouro? Mas antes avalie bem seu terreno...

Na visão do *Coaching* Holístico, C. H., cavar o mesmo poço mais fundo equivale a insistir no uso de abordagens e ideias com as quais estamos habituados, mas que não funcionam com o problema a resolver.

Isto acontece, principalmente, por duas razões:

1. A primeira é a nossa resistência em abandonar soluções e abordagens que funcionaram no passado, a armadilha da experiência, e abrir para novas fronteiras.

2. A segunda está ligada à maneira como interpretamos e lidamos com os dados e informações sobre o problema, a armadilha das percepções. O que fazer? Mudar de direção?

Mudar a perspectiva e procurar enfoques não usuais?

Tentar olhar o problema de vários ângulos, em vez de atacá-lo de frente?

> **A resposta é:** mudar de raciocínio,
> para checar suposições, mudar as
> perspectivas e gerar novas ideias.

Como fez esta garota esperta...

"Um comerciante que deve dinheiro a um agiota concorda em resolver o débito com base na escolha de duas pedras, uma branca e outra preta, colocadas numa sacola. Se sua filha tirar a pedra branca, sua dívida será perdoada. Se tirar a pedra preta ela deverá se casar com o agiota, pois ele estaria interessado na filha do comerciante. A moça percebe que o agiota coloca duas pedras pretas na sacola, mas fica calada. Chegada a hora do sorteio em público, ela disfarçadamente tira uma das pedras da sacola e a deixa cair no pátio cheio de outras pedras. Ela então diz que a pedra que ela tirou deve ser da cor contrária a da pedra que restou na sacola, que era a preta. O agiota, para não passar por desonesto, concorda e a dívida é perdoada."

O pensamento alternativo, como no C. H., equivale a cavar poços em outros locais, em vez de cavar mais fundo.

Abandonar o poço e cavar em outro lugar equivale a uma ruptura com o modelo de pensamento a que estamos habituados.

Os erros de pensamento são distorções de percepção CONDICIONADAS no passado, e não erros de lógica.

As armadilhas que condicionam a nossa interpretação da realidade e geram erros de pensamento são as Armadilhas das percepções e da experiência, que limitam as conclusões do processo de análise e solução de problemas.

Como sou médico, vou lhe contar uma história sobre o Reflexo Semmelweis, porque sofri a mesma situação trinta anos antes. Quando comecei a fazer acupuntura, ela era considerada algo assustador e não científico; por isso, sofria muito preconceito por parte dos colegas...

Esta história aconteceu na Europa. Em meados do século XIX era comum um médico passar de um paciente para outro, ou mesmo da autópsia de um cadáver para o exame de uma pessoa viva, sem lavar suas mãos. O médico húngaro Ignaz Semmelweis (1818 a 1865), que trabalhava com um grupo de parteiras numa das clínicas do Hospital Geral de Viena, notou a grande diferença da taxa de mortalidade entre as parturientes de sua clínica e as parturientes da clínica que eram atendidas pelos médicos e professores da universidade a que o hospital estava ligado. A taxa de mortalidade devida à febre puerperal na clínica dos professores era de 13,1%, enquanto na sua clínica era de 2,03%. Ambas as clínicas funcionavam no mesmo hospital e usavam as mesmas técnicas. A única diferença eram as pessoas que trabalhavam nelas, em uma trabalhavam os professores e estudantes; na outra, médicos e parteiras.

Semmelweis concluiu que a febre puerperal era causada por "partículas" dos cadáveres introduzidas nas parturientes por meio das mãos dos professores e estudantes. Na época a teoria dos germes ainda não havia sido desenvolvida, mas Semmelweis intuiu que a infecção era causada por alguma coisa que passava dos cadáveres para as parturientes. Ele realizou um cuidadoso estudo estatístico comparando a mortalidade das duas clínicas e conclui-o com a recomendação de que os médicos sempre lavassem suas mãos antes de atender um paciente.

Apesar de todas as evidências, as reações contrárias foram muito fortes e as recomendações de Semmelweis foram ignoradas. Suas conclusões contrariavam a teoria médica dominante, que atribuía as doenças ao desbalanceamento dos quatro fluidos corporais (humores): sangue, bile negra, bile amarela e fleuma. Alguns médicos alegaram que suas conclusões careciam de base científica, não passando de pura superstição: mortos espalhando a morte entre seres vivos. Outros julgavam ser muito trabalhoso lavar as mãos antes de atender cada paciente. Aceitar as recomendações de Semmelweis era admitir de que vinham sendo a causa de tantas mortes. Em alguns hospitais, a mortalidade entre as parturientes chegava a 35%.

Em 1851, Semmelweis retornou para a Hungria, onde, a partir de 1857, suas ideias foram adotadas, resultando em notável redução da mortalidade entre as parturientes.

Em Viena, na clínica onde Semmelweis tinha praticamente erradicado as mortes por febre puerperal, a taxa de mortalidade chegou a 35% no verão de 1860. Mesmo assim, a adoção de suas recomendações foi muito lenta.

Como é difícil a aceitação de uma nova ideia! Até hoje, na minha área de atuação, ainda há muito preconceito contra o uso de acupuntura e da Medicina Chinesa, apesar de todas as comprovações científicas e de já ter sido reconhecida como especialidade médica por Federações, Associações e pelas melhores Universidades do País. Existe uma lei federal que recomenda o uso de acupuntura e das ervas na rede de saúde pública na população.

Não! Não! Não! Mais uma ideia é liquidada, sem maiores preocupações em examinar seus méritos por mero preconceito.

Diariamente, milhares de ideias são jogadas fora sem a consideração de suas possibilidades.

O aspecto mais trágico desta atitude é que ela acaba por inibir as cabeças pensantes das pessoas. Para cada ideia criativa descartada, há um criador de ideias imaginando se vai se arriscar a oferecer outras ideias ao mundo.

Coveiro ou jardineiro: é uma
questão de "Escolha".

Meu mestre sempre dizia: "Coveiro trata de enterrar a nova ideia o mais fundo possível, de forma que ela não volte a incomodá-lo".

O coveiro de ideias tem o hábito de examiná-las com base na sua viabilidade imediata e descartar todas as que apresentem qualquer indício de dificuldades na sua adoção.

O jardineiro sabe que a semente de toda inovação é uma ideia altamente especulativa e inacabada, que precisa ser trabalhada para se tornar viável e prática. Pela sua própria natureza, quanto mais ambiciosa a ideia, mais frágil ela se apresentará, mais falhas terão de ser corrigidas.

Por isso, no C. H. é importante reconhecer que à medida que a PESSOA se livra dos obstáculos ou dos bloqueadores, construirá a viabilidade da ideia, o indivíduo estará modificando-a, ou mesmo transformando-a.

Neste processo, o resultado final pode ser bem diferente da ideia original. Isto é, a verdadeira natureza do desenvolvimento de ideias.

Não há nada de errado neste processo, desde que o produto final seja reconhecido como valioso, útil e viável.

Neste caso, o valor da ideia original está no seu papel de gatilho do processo de inovação.

A beleza desta abordagem é que ela permite que a pessoa comece com uma ideia muito nova e fresca, e não se deixe cegar pelos seus inevitáveis defeitos. Ela tem os meios de construir sua viabilidade de forma sistemática; há mais liberdade em usar sua imaginação para melhorá-la ou mesmo transformá-la.

O semeador de ideias!

Todas as manhãs, Seu Benjamim e Seu Leopoldo atravessavam a cidade, carregando uma enxada. Seu Benjamim carregava também uma sacola de lona, a tira-colo. Os dois trabalhavam no cemitério municipal, desde jovens. Ambos tinham calos nas mãos e a pele castigada pelo sol. Eram pessoas humildes, porém honestas.

Moravam longe, lá onde Judas perdeu as meias. Podia chover canivete ou fazer um calor dos infernos que os dois não faltavam ao serviço. Já faziam parte da paisagem.

Benjamim e Leopoldo eram bem semelhantes na aparência, mas muito diferentes no jeito de ser. Seu Benjamim era alegre, sempre sorria ao cumprimentar as pessoas e a cidade toda gostava dele, principalmente as crianças, que corriam ao seu encontro, por onde quer que ele passasse. Elas o abraçavam, algumas lhe davam balinhas de goma. Parecia até que Seu Benjamim era o Arcanjo Gabriel disfarçado!

Já Seu Leopoldo era carrancudo, não respondia, não perguntava, mal dirigia os olhos às pessoas, pois caminhava de cabeça baixa. Seu Leopoldo era coveiro. Ele cavava buracos e enterrava gente, todos os dias. Uma rotina como outra qualquer. Para ele, todos eram farinha do mesmo saco! Defunto não era mais gente. Branco ou negro, pobre ou rico, homem, mulher ou criança, depois de mortos, eram lixo; fediam do mesmo jeito. Tinha mais é que enterrar logo e cumprir sua obrigação. Depois, bastava lavar as mãos e ir para casa, porque, no dia seguinte, tudo recomeçava, igualzinho. Mudar pra quê? Ele era o único coveiro da cidade. Todos ali precisariam dele, para cavar e enterrar.

Seu Benjamim era jardineiro. Assim que Leopoldo jogava a última pá de terra sobre o morto, ele se aproximava. Ajoelhava aos pés da cova, fazia uma oração e com as mãos acariciava a terra. Pegava um punhado e cheirava; depois se curvava até encostar o ouvido no solo e daí ele já sabia se aquela terra estava com sede ou com fome. Se encontrasse minhocas, era terra rica; não precisava tratar, mas, se preciso fosse, ele colocava adubo natural, para depois semear.

Abria então sua sacola, repleta de sementes, das mais variadas espécies, recolhidas de todas as partes por onde havia passado desde criança. Seu Benjamim adorava misturá-las, uma porção de cada espécie, só prá ver no que ia dar. Gostava de criar, renovar, inventar, e como se alegrava ao ver que até o impossível, quando ele plantava, nascia. E assim, cantando, ele semeava sobre as covas novas flores, flores raras, até o sol se pôr.

Depois de algumas semanas, os lugares onde o coveiro enterrara os mortos se transformavam em um canteiro de flores coloridas e perfumadas, de raríssimo esplendor. E o cemitério mais parecia um jardim! Não havia quem não se encantasse com aquele paraíso, fruto do talento, da criatividade e da bondade de Seu Benjamim.

Ao findar de cada tarde, cansado, mas feliz, Seu Benjamim reencontrava Seu Leopoldo, o coveiro, na saída do cemitério, com seu mau humor de sempre.

O tempo passou, eles envelheceram, e quando Seu Benjamim, ao final de mais um dia de trabalho, sentiu que seu tempo na Terra seria breve, abraçou Seu Leopoldo e disse:

— Obrigado, amigo, por ter afofado a terra para mim. Você não sabe, mas cada vez que você enterrava uma pessoa, eu as trazia de volta à vida, através das flores. Eu não me importo com os defeitos das pessoas. Cada flor que nasce significa uma qualidade, um dom, uma esperança e a vontade que todo ser humano tem de renascer um dia e fazer deste mundo um mundo melhor, principalmente aqueles que tiveram todas as suas boas sementes jogadas no lixo, sem a menor chance de germinarem.

Pela primeira vez em sua vida, Seu Leopoldo ergueu a cabeça e se deu conta do imenso jardim a sua volta, do pôr do sol, dos pássaros que se despediam da tarde e anunciavam a noite. Pela primeira vez, Seu Leopoldo lembrou-se de cada pessoa que enterrou e de que poderia ter feito alguma coisa diferente por elas e não fez. Foi então que pela primeira vez Seu Leopoldo chorou.

Siga esta trilha!

Essa é a trilha que meus velhos sábios chineses me ensinaram e vou compartilhar com vocês. Neste processo de desenvolvimento de ideias, o nosso jardineiro percorre uma trilha de oito etapas, na MTC (Medicina Tradicional Chinesa) chamam de Oito Princípios, 八项原则:

1. Articule aqueles aspectos e características da ideia nova que são positivos, mesmo que você não a aprove na sua totalidade devido às experiências anteriores.

2. Segure o primeiro impulso de dizer "não". A negativa corta todo um mundo de possibilidades, nesta etapa você deve dizer a si mesmo que, dada à nova ideia uma atenção construtiva, ela pode mostrar seus méritos e se tornar muito valiosa, acredite em você!

3. Tente ser específico sobre os pontos positivos. Esta é uma etapa importante, pois estabelece uma atitude mental diferente da atitude típica da resposta: "aqui está o que esta ideia tem de errado". Esta atitude construtiva cria uma chance de a nova ideia viver um pouco mais e revelar um surpreendente número

de características positivas que, de outro modo, não seriam percebidas.

4. Considere que os aspectos negativos são obstáculos a serem superados, e não razões para descartar a nova ideia. Tenha em mente que, na vida de uma nova ideia, este é o momento mais vulnerável, e uma abordagem negativa certamente a matará prematuramente. Não se trata de negligenciar os aspectos negativos associados à ideia, mas sim de mantê-la viva pela clara identificação de medidas a serem tomadas para neutralizar estes aspectos negativos. Por exemplo: "É muito caro. Não podemos fazer isto dentro do nosso orçamento". Transforma--se em: "Vamos ver se podemos fazê-lo a um custo menor".

5. Concentre-se primeiro no problema mais difícil e gere ideias específicas para removê-lo. Comece pelo obstáculo mais desafiador, pois, com muita frequência, os outros são derivados deste problema maior; resolvendo o maior, você estará resolvendo os outros também. Continue removendo os obstáculos remanescentes, até que você tenha desenvolvido um conceito que possa ser considerado viável e valioso.

6. Articule o novo conceito que você desenvolveu, certificando-se de que ele inclui todos os elementos que você incorporou para torná-lo viável e acionável.

7. Liste as medidas necessárias para realizar a implementação.

8. Trace e planeje o cronograma de execução a partir da lista de implementação.

Tenho certeza de que com estes simples passos você resolverá um problema crônico de paradigma.

O mais importante é que você deixou claro para si mesmo que valoriza suas próprias contribuições e a dos outros, e sabe como tratar suas ideias de forma construtiva e agregar as inovações do mundo afora.

É por meio de gestos concretos como este que "seu mundo" se mostra verdadeiramente receptivo às pessoas criativas e as estimula a continuar pensando.

COACHING HOLÍSTICO
BASEADO EM *SHIOUHSING*

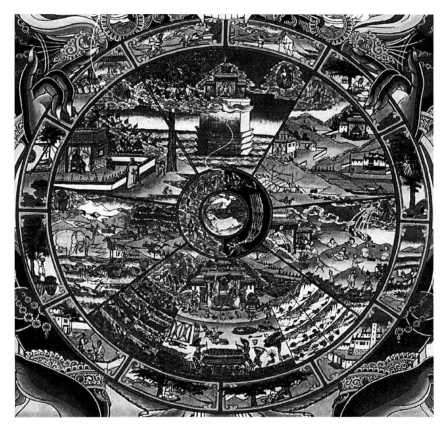

Roda da Vida. Fonte: www.salves.com.br.

Na visão dos chineses, o mundo é dividido em seis dimensões: a dos Homens, dos Animais, do Paraíso, do Inferno, das Devas e dos Espíritos Vagantes (espectros, mortos-vivos ou zumbis).

- **Dimensão dos Homens:** É a nossa realidade atual, sua característica em relação às outras dimensões é o livre-arbítrio. É a única dimensão que pode construir ou modificar o destino, por meio das metas, várias metas conquistadas com as quais se constrói o destino, o Destino da Vida.

- **Dimensão dos Animais:** São reinos dos répteis aos mamíferos, incluindo insetos.
- **Dimensão do Paraíso:** Sua característica principal é usufruir o prazer.
- **Dimensão do Inferno:** Tem como característica o sofrimento e a dor.
- **Dimensão das Devas:** Lá habitam os semideuses e os deuses do Olimpo, como Apolo, deus da guerra; Perseu, Aquiles; Zeus; Ceres, deusa da colheita; Diana, deusa da caça e todo o "timão" da Grécia Antiga.
- **Dimensão dos Espectros:** São espíritos de pessoas que morreram bruscamente em um acidente, em tragédias, assassinatos, enfim, tiveram uma morte traumática. Eles vagam pelo mundo apegados nas suas vidas terrenas. Surgem próximo aos locais em que viveram.

Os antigos chineses acreditam que, quando as pessoas atingem a Iluminação, entram numa dimensão absoluta de paz e harmonia, que é o estado "Búdico". Mas, e se não alcançarem este estado e morrerem antes? Bem, aí que está o problema! Você vai entrar em um ciclo de *Samsara* ou Roda da Vida, já ouviu falar? Você terá de reencarnar numa destas dimensões que descrevi.

— Quer dizer que posso voltar neste mundo outra vez, rever meus filhos, minha mulher, até aquele "animal" do meu chefe? Pode, mas depende de seu mérito, do que você fez nesta vida!

— Como assim?

— É *Karma*, se você não cumprir sua missão e não desenvolver todo seu potencial interior, você terá de voltar, *again* e *again*...

— Poderia me explicar melhor?

Na crença dos chineses, se você deixou de cumprir a tarefa de ser um bom pai ou um bom filho, uma boa esposa, um bom funcionário, terá de voltar ao planeta, para reaprender. Você trará consigo cargas energéticas de sua vida passada, nas suas memórias, ainda que inconscientemente. Denominamos essas cargas ancestrais de "Talento". Os gênios da música como Mozart, que com três anos já tocava piano, além de Beethoven, Leonardo da Vinci, Van Gogh, Thomas Edison, Einstein, entre tantos, exemplificam essa crença.

— E daí? Se você fizer um mal muito grande, como por exemplo matar uma pessoa, irá para o inferno, acertar suas contas. Ao terminar o prazo do seu sofrimento, poderá reencarnar nas dimensões dos animais. Dependendo do que você fizer nesta dimensão, poderá ir para outra melhor. Por exemplo: você matou um assaltante para defender alguém; quando morrer, poderá reencarnar como um cachorro. Que tal um cão de guarda? Como cão, salvou a vida de alguém; será recompensado, após morrer, indo à dimensão do paraíso. Após usufruir seu mérito como cão no paraíso, voltará a ser gente. E assim vamos evoluindo.

— E as assombrações? Os fantasmas?

Seguindo esse mesmo raciocínio, a pessoa que foi vítima de um acidente ou assassinato brusco não sabe que morreu. Por isso, continuará apegada a sua vida antes da morte: sua casa, lugares que costumava frequentar, o local de trabalho, *shoppings*, lojas de sapatos, de roupas de grife, carros e objetos. Imagine um fantasma no seu armário, dizendo: — Devolve meu Chanel!

— Quem são Devas?

São semideuses, heróis de guerra, gente que fez coisas extraordinárias e por isso se tornaram imortais, mas, quando o *Karma* acaba, terão de reencarnar para outras dimensões. Temos vários exemplos na nossa sociedade, como a Academia Brasileira de Letras dos Imortais... São os deuses da nossa literatura!

— Pode parecer apenas uma lenda, mas é a crença de bilhões de pessoas no mundo. Quase toda a população da China tem essa crença enraizada em sua mente! O *Samsara*, ciclo impermanente de vida, morte e renascimento. A roda da vida!!!

Se estão falando de Espírito, o *Shen* 神, ele não é a mente?! Pois é, se olharmos de outro ângulo, essas dimensões não poderiam ser produtos da nossa mente?

— Calma, já te explico!!!

Quando você está em paz e harmonia, não estaria em um estado búdico?!

E, nos momentos difíceis, sob efeito de cobrança, preocupação, filhos doentes, mulher pedindo separação, chefe que te odeia, falta de dinheiro, não se sente no inferno?

"Minha vida parece um inferno". Nem sei quantas vezes ouço essa frase no meu consultório!

Gente voraz, que come compulsivamente, não estaria em um estado de espírito faminto, feito um zumbi?!

Viajando com a família em perfeita sintonia, no melhor hotel do mundo, champanhe e caviar, não se sentiria no paraíso?! Assaltante que mata por um relógio não parece predador na selva?!

Quando seu trabalho foi aplaudido, conquistou o melhor prêmio e você foi promovido ao melhor cargo da empresa, lá no topo, você não se sentiu como um semideus? Um campeão de Fórmula 1 ou jogadores, artistas famosos nos seus *shows*! E como o mundo elogia e bajula os semideuses!!! Lembra-se do exemplo do Michael Jackson, viveu como um deus no palco, construiu um paraíso na sua casa, a Neverland, faminto como zumbi na busca de seus "analgésicos", inferno na sua vida íntima...

É nessa hora que temos de exercer o ofício da humildade e da compaixão com os que não estão no topo. Hora de evoluir e ter em mente que nesta vida tudo é passageiro e fugaz.

Essa "Roda da Vida" já tem milhares de anos.

Esta é a minha versão atual da Roda da Vida, 生命之轮 do *Coaching* Holístico:

Roda da Vida
– Situação atual –
Grau de satisfação

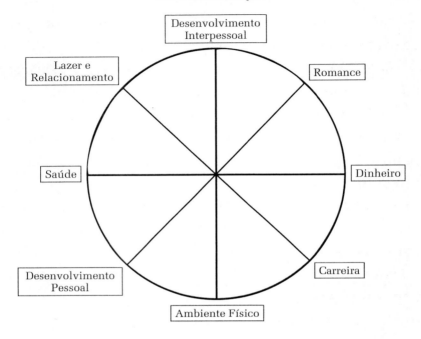

Nesta Roda da Vida 生命之轮, através da técnica da Medicina Tradicional Chinesa 中医, avaliamos o grau de satisfação da sua mente que representa aquelas dimensões da mente que vimos. Esse é um dos instrumentos que usamos na técnica de treinamento.

Essa Roda da Vida é baseada na lei dos cinco movimentos do livro *Chan Tao 2*, de minha autoria.

Em suma, esta é uma das ferramentas para nos livrarmos dos bloqueadores e sabotadores.

CAPÍTULO 9

MEDITAÇÃO

Meditação é o ato de buscar um foco mental.

> *"Incline seu ouvido para seu coração. Se você não silenciar para ouvir a si mesmo, será impossível encontrar-se e encontrar a Deus."* (São Bento)

Ficamos doentes porque nos estressamos no trabalho, com as interferências urbanas (poluição, muito barulho, estresse coletivo, visual e violência). Para recarregar nossa energia perdida, devemos buscar a quietude. Ao mergulharmos dentro de nós mesmo, teremos cada vez mais conhecimento.

À medida que repetimos diariamente esse momento de quietude, de conhecimento interior, aumentaremos também nossa capacidade de resolver todos os nossos problemas. Assim, não haverá mais estresse e consequentemente ficaremos curados.

A pessoa que se sente feliz e realizada, seja profissional ou afetivamente, não precisa dormir muito, nem comer muito. Já está repleta de realizações. Se estiver feliz no amor, não ficará de mau humor, nem ficará cansada por ter passado a noite em claro com a pessoa amada.

Mas com a mente perturbada vem o cansaço, a fadiga crônica, a falta de vontade de trabalhar, passear, de fazer qualquer coisa.

Ao fotografar o cérebro de uma pessoa que faz meditação, foi constatado o aumento da espessura do córtex cerebral. A meditação aumenta o poder da mente. É uma ferramenta para recarregar a energia. Toda vez que estiver estressado, cansado, saiba que está sem energia e necessita recarregar a bateria. A fórmula é: buscar um foco mental.

Necessitamos desenvolver a nossa consciência e a nossa atitude fundamentada na bondade, no respeito, no amor e na compaixão para com os outros.

O segredo para manter o *Ch'i* é não deixar cair!

De acordo com a MTC, nossa vida é feita de ciclos. A cada sete anos, a nossa vida muda. Do zero aos sete anos, temos a formação dos hormônios, dos sete aos 14 definem-se os traços sexuais do homem e da mulher.

E assim vai. Aos 49 anos atingimos o pico e, a partir disso, começa a decadência física. Como manter a juventude, a saúde, o pique? O primeiro sintoma de que o *Ch'i* e o *Qi* estão acabando são aqueles "pés de galinha" e a flacidez no corpo; os efeitos da lei da gravidade, rsrsrs… e rugas!

De repente você acorda e se dá conta de que está com uma espécie de mochila dependurada, que vai até lá embaixo! Que horror!

— Saia já daí — você ordena.

— Só quando você morrer! —, e a maldita ainda fala comigo! E continua:

— Eu faço parte desse seu corpo ah, ah, ah, já faz tempo! Vai ter de me aturar! E não adianta me esconder, me espremer com aquela maldita cinta, porque eu escapo pelas laterais! E já está na hora de me alimentar!

E continua a me atormentar o tempo todo, até quando estou dormindo!

— Eu quero *cheesecake*, feijoada, cerveja, pizza, bolo de chocolate, muitas massas, sorvete e salgadinhos. E deixe-me em paz que eu quero comer e ver TV!

Como é que você vai se livrar dessa mala, ops, dessa mochila?

Gastamos muita energia para ficarmos em pé! Uma pessoa de 60 quilos gasta quase seis toneladas para dar um saltinho ao pular uma poça d'água! O efeito da lei da gravidade são 9,8 kg por metro quadrado de pressão! Os impactos são absorvidos pela coluna, por discos que funcionam como molas. Com o tempo, esses discos desgastam-se, deslocam-se, surgem as hérnias de disco! Desgaste do tempo? Ou do *Qi*?

Quanto maior o estresse, menor a energia (*Ch'i*) e mais doenças. Resultado: envelhecimento físico e mental!

O segredo: armazenar energia. Poupar Energia. Usá-la corretamente!

Não recarregamos nossa energia vital nas *happy hours*, no barzinho, nem nas festinhas depois do trabalho! Ao contrário, desperdiçamos nosso tempo e nossa energia e geramos mais excitação.

Se não cuidamos da saúde física, como ter saúde mental?!

Já sabemos o significado de percepção. Nosso cérebro percebe por meio de sensações. Toma consciência pelos nossos sentidos – arquiva na memória. Gera uma imagem mental. Pode ser boa ou ruim.

Uma pessoa estressada, com a mente perturbada, acima do peso, hipertensa, sente o cheiro da picanha daquela churrascaria por onde passa, numa terça à noite. Associa com o paladar (o gosto da carne malpassada, da farofinha, da cerveja geladinha). Fica com a boca cheia d'água, não se controla e entra no rodízio. Come e bebe muito e depois vai para casa dormir. Vai engordar mais, o colesterol que já está alto vai subir, o sódio vai alterar sua pressão. Já vimos que problemas emocionais não se curam com álcool, comida e drogas.

A Meditação é uma ferramenta por meio da qual estimulamos o circuito cerebral de um determinado órgão. Não é fantástico o que poderíamos curar sem remédios?

DEZ RECOMENDAÇÕES BÁSICAS

1. Sem objetivo

Não tenha objetivo ou qualquer expectativa de ganhar algo com a prática da Meditação. Meditar, por si só, é o objetivo, apenas sentar-se e deixar acontecer. Sem preconceito, nem imaginação, deixe que a Meditação ensine e evolua no seu próprio ritmo. Calmo, concentrado e silencioso, o ato de Meditar abre as portas para o autoconhecimento, dando clareza à mente, às sensações, aos sentidos e aos sentimentos.

2. Disciplina

Meditar significa disciplinar. Uma disciplina que visa compreender e distinguir melhor o que acontece conosco e ao nosso redor. A Meditação não depende de religião, cor, credo, idade, nacionalidade, classe social, formação intelectual, etnia, sexo, *status* econômico. Possibilita ao indivíduo transcender seu Ego e desenvolver seu potencial emergente, penetrando em outro nível de consciência. Em um novo contexto, em um novo estado intuitivo, em que a vivência diária se torna mais fácil e os problemas profissionais e afetivos se tornam solúveis, é quando a criatividade está mais presente e abundante. O lema é "esforço com disciplina", mas sem necessidade de forçar corpo e mente. Não faça esforço exagerado, não se cobre em demasia. Apenas supere gradativamente a si próprio, entenda a própria natureza, isso é o *Ch'an*. Superar a si mesmo é ter a verdadeira força. Ser feliz e saber contentar-se é ser rico e eterno. Procure manter a dobradinha, Disciplina-Esforço, de uma forma concentrada, serena e persistente.

3. Sem pressa

O excesso de excitação cerebral, resultante da batalha diária, cria um processo de transbordamento e de aceleração dos pensamentos, provocando um funcionamento cerebral desequilibrado e muitas vezes desajustado, levando fatalmente à fadiga e ao estresse. Assim, desenvolver a capacidade de autorregulação interna para enfrentar grandes oscilações das exigências externas é fundamental. Sem pressa, a Meditação produz uma mudança no estado interno do indivíduo que interrompe esse processo de transbordamento, conhecido como estresse, e desenvolve mecanismos de autorregulação. O aguçamento perceptivo e o desenvolvimento da habilidade de responder ao Desafio-Alvo, desprezando estímulos irrelevantes do dia a dia, tornam o Meditante mais perspicaz, atento e habilidoso. Assim, o treinamento meditativo aumenta a clareza da percepção, a acuidade das respostas, a capacidade de tomar decisões e ainda afasta a ansiedade e os desprazeres, que tornam nossa vida cotidiana desgastante. Sem pressa, a Meditação *Ch'an* nos livra do excesso de expectativa e dos desejos egoístas, ajudando a esvaziar a nossa mente dispersiva.

4. Apenas observe

Frequentemente aparecem cores, imagens, sons e até a sensação de levitação, não é preciso ficar assustado e muito menos orgulhoso. Esses são apenas subprodutos mentais. Não apague nem despreze as imagens mentais boas ou ruins, de angústia e temor, que eventualmente apareçam. Não se preocupe com nada, apenas observe atenta e impassivelmente, sem envolvimento. Deixe a energia *Ch'i* fluir, com ou sem fenômenos, e só. Não faça julgamentos das lembranças, não reprima sua limitação, não condene erros do passado, apenas aceite. Aprenda a ser tolerante consigo mesmo, a mudança interna só acontece quando você se aceita como você é.

5. Desafie as dificuldades

O comportamento humano é o resultado do estado de espírito, com sua fisiologia corporal e imagem interna, que são o resultado da sua leitura da realidade. Deste modo, a Meditação depende da técnica empregada, podendo alterar a nossa fisiologia como a formação da imagem e do pensamento interno, ou, em outras palavras, o nosso estado de espírito. O estado de espírito que influencia nossas tomadas de decisão e a nossa forma de Ser e de Agir – o nosso comportamento. Por isso *ShiouHsing* é fundamental, dia após dia, procurando aperfeiçoamento e evolução nesta vida.

As dificuldades e os problemas na nossa vida podem ser resultantes do desequilíbrio dos três componentes: cobiça, ira ou mágoa, e ignorância.

Deste modo considere que todos os problemas, aparentemente negativos, podem significar uma oportunidade de aprendizado e crescimento. Investigue se a dificuldade vem de alteração fisiológica, então você vai precisar cuidar mais do corpo, reservar mais tempo para descanso e exercício físico, fazer ginástica com orientação de um profissional *coach*. Se houver alteração orgânica, procure um médico holístico para um diagnóstico correto. Muitas vezes gastrite, hipertensão arterial, enxaqueca, diabetes e dores variadas são apenas manifestações de desequilíbrio e não adianta tratar de sintomas sem investigar a causa. Na nossa clínica recebemos casos de gastrite tratados apenas com antiácidos, e na verdade a causa principal é o estresse, pois, quando se interrompe o uso do medicamento, todos os sintomas voltam. Se seu problema vem da distorção da realidade, da formação de imagens internas ameaçadoras, deve-se procurar harmonia na vida diária e concentrar-se na prática de *Ch'an* por meio do *Coaching* Holístico, para a dissolução dessas imagens. Entretanto, se é o estado de espírito alterado, deve-se disciplinar a mente, treinar a espiritualidade fazendo *ShiouHsing*, praticando preceitos de desprendimento, concentração e sabedoria intuitiva, desenvolvendo a *Self* Referência. Alteração do estado de espírito é o sofrimento mais doloroso, sua causa, na maioria das vezes, é o excesso de materialismo, lembra-se da dimensão do fantasma faminto do capítulo anterior?! A pessoa pode ter tudo o que quer na vida, posses e bens materiais, mas vive numa vida totalmente vazia, em que a felicidade é medida pelos dígitos da conta bancária. Dificuldade na vida é resultado do comportamento humano, consequência do estado de espírito interno, com sua fisiologia corporal e imagem interna. Pense nas suas frustrações e insatisfações do passado, como elas podem lhe afetar no presente, deixar-lhe infeliz...

6. Liberte-se da própria armadilha

Não seja racional. Nem tudo tem explicação na vida. Raciocínio lógico e discursivo não liberta sua mente, nem traz felicidade. Quanto mais conceitos, mais regras para cumprir, você fica, a cada dia, mais aprisionado. Excesso de razão e busca de padrões são as principais causas da angústia humana. Aprenda a renunciar a eles e se livrará desse peso desnecessário nas suas costas. Na realidade, as pessoas buscam "certo e errado", "virtude e pecado", "bondade e ruindade", mas será que existem tantas diferenças entre esses opostos? São meros julgamentos de valor, não representam a qualidade intrínseca, são relativos, mudam o tempo todo, dependendo do tempo e do espaço em que ocorrem.

Imagine que um costume aceito na Etiópia há mil anos não é aprovado na Bélgica, no século XXI. Quem está certo e quem está errado?

7. Não compare

Não faça comparações. Há diferenças entre as pessoas, os indivíduos que vivem se comparando com os outros deixam de desenvolver seus próprios dons especiais.

Mas também evite se fixar nesses dons, tenha humildade, pois podem fortalecer o seu egoísmo, matéria-prima para construir a arrogância. Os pensamentos das pessoas materialistas que não fazem prática espiritualista estão cheios de arrogância, vaidade, ciúme, ignorância e cobiça. Deste modo, quando uma pessoa, ao dirigir um carro, vê outro carro mais moderno e mais caro, o resultado imediato é de vergonha ou inveja. Por outro lado o dono do outro carro que vê esse talvez pense: "meu carro é melhor que aquele", e é assim que a arrogância assume o controle da nossa mente. O materialista vive de comparação, de aparência, de *status*, de prestígio, de sucesso. Comparando tudo, transformando tudo em um hábito mental doentio, e esse é um estado mental inábil e perigoso, pois gera sentimentos de ira, inveja, frustração. *Tzuo Ch'an*, Meditar Sentado, é o melhor caminho para revelar o poder físico e mental que está profundamente adormecido na nossa Mente e Corpo. Lembre-se de que cada pessoa possui um dom especial, que pela prática do Ch'an pode ser resgatado rapidamente, e com isso torna o Meditante diferenciado do resto. Saber usar esse poder físico e mental transforma uma pessoa simples em um Iluminado, cheio de conhecimento e sabedoria. O C. H. transforma uma pessoa doente e debilitada numa pessoa saudável e forte.

Por isso a Meditação *Ch'an* com C. H. é a forma mais perfeita e segura para abrir o caminho do autodesenvolvimento e da autorrealização. A prática constante do *Ch'an* fortalece a nossa determinação e refina nosso temperamento e caráter, e isso ajuda a pessoa a adquirir novas motivações e desafios, aumentando a percepção e a compreensão do seu meio ambiente, sem recorrer à inveja, vaidade e arrogância.

8. Estar de prontidão, sempre

Estar sempre pronto não é uma tarefa fácil de ser executada, pois solicita uma atenção mental constante, manter a mente vazia e em alerta, isto é, em harmonia com o espiritual e o material. Se nos habituarmos ao desprendimento das coisas materiais, dos desejos que brotam dentro de nós, deixamos de nos amedrontar e só então surge uma nova força. É essa força que permite a busca de novas perspectivas e possibilidades, que não veríamos se estivéssemos presos às coisas e situações imediatas. Isto é, exercer o nosso poder de livre-arbítrio, sem influência das imagens e objetos mentais, pois num estado de fluxo de energia intenso percebemos a infinidade de opções que a natureza nos oferece.

Finalmente, deixamos de ser condicionados pelas expectativas e condições exteriores, isto é, a Consciência, o crescimento espiritual interior. Este é o fenômeno do caminho e da experiência oculta, o segredo de quem busca, verdadeiramente, a espiritualidade. Participar da verdadeira natureza de qualquer via espiritual, sem vivenciar suas práticas, é uma forma racional (e mais uma vez dualista) de compreender apenas a prática de evolução emocional e o controle de impulsos destrutivos. Assim, normalmente, as instruções do treinamento espiritual são "secretas", isto é, é preciso praticá-las, individualmente, para provar sua essência, para, finalmente, compreendê-las.

9. Só acredito vendo, você tem certeza?

O "mais elevado" homem de *ShiouHsing* compreende tudo, num só pensar (*Ch'an*). O de "média compreensão" entende muito e não age. E para o de "baixa consciência" tudo é lógico e definido, é matemático e calculado.

Lao Tzu descreveu:

"Os mais evoluídos ouvem falar do Caminho, e imediatamente o compreendem e o praticam. Os menos adiantados ouvem falar do Caminho e temem perder algo ou sofrer algum prejuízo, assim duvidam". Ver para crer é a lógica, mas no C. H. é preciso crer, para poder ver. Imagine-se no meio de uma avenida asfaltada e alguém avisando da chegada de um bonde. Se você pratica "ver para crer", quando chegar o bonde pode não haver mais tempo para escapar e você pode ser atropelado pelo bonde da vida. Se você acredita na chegada do bonde, inevitavelmente perguntará:

— O que estou fazendo no meio da avenida?

— Existem trilhos no asfalto?

Portanto, perceberá que não existem bondes naquela avenida asfaltada... Você verá a outra realidade e saberá que estão mentindo.

Conta-se uma história na antiga China de dois amigos de infância, um muito rico e outro muito pobre, que se encontraram depois de adultos e se sentaram para comemorar.

Depois de beberem muito a noite inteira, o amigo pobre dorme e o amigo rico (comerciante de pedras preciosas), observando a situação de penúria do companheiro de infância, coloca no seu bolso uma pedra preciosa, pois queria ajudá-lo a refazer a sua vida. Quando o amigo pobre acordou, o amigo rico já tinha saído em viagem de negócios e ele nem sequer examinou o bolso, e com isso não encontrou o tesouro. Muito tempo mais tarde, eles tornaram a se encontrar, o pobre continuava pobre como antes e o rico, mais rico do que nunca.

O amigo rico então perguntou:

"Você não encontrou uma pedra preciosa que coloquei, de presente, no seu bolso?"

O amigo pobre, coitado, já tinha perdido, inclusive, a roupa que usava naquela noite.

Temos de encontrar a pedra por nós mesmos, não há como querer ganhar dinheiro se você não olha para o seu bolso. Não há como conseguir a felicidade sem olhar para você. Querer ter sucesso sem ter percepção de si mesmo é impossível. Confiança em si mesmo, acreditando em si próprio, desprovido de Ego, é o verdadeiro caminho dos sábios.

10. Como praticar Ch'an eficientemente?

Para tornar o *Ch'an* eficiente, é necessário a concentração da mente, e a prática só tem início com a vontade de realizar o caminho do autodesenvolvimento, do *Shiou-*

Hsing. O objetivo fundamental da Meditação é primeiro buscar o desenvolvimento do seu *Self* Superior, livre do Ego, e então chegar à vacuidade, à "Iluminação". Depois, à "Libertação do *Samsara*", Roda da Vida, em direção ao caminho do meio, da paz e da harmonia e, finalmente, ajudar a evolução do nosso próximo. A vida meditativa é a maior promessa a ser cumprida por alguém, buscando atingir a Iluminação com o objetivo de promover transformações internas e viver em harmonia com todos os seres e com todas as coisas vivas e, principalmente, consigo próprio. Ir da Ausência do Eu até o Vazio Total, isso é a Meditação. Uma tarefa que não é fácil, mas que também não é uma tarefa impossível.

COMO MEDITAR

De mente para mente

A Meditação e o Relaxamento não constituem a mesma técnica. Em essência, a Meditação é o esforço para reeducar a mente e suas projeções, em relação ao mundo exterior. Fazendo *ShiouHsing*, os efeitos cognitivos da Meditação consistem no aumento da concentração, atentividade e na empatia do Meditante. Sendo uma forma de treinamento mental, a disciplina do Meditante é muito importante.

Às vezes, algum ritual de iniciação torna-se imprescindível, para a indução do estado de subconsciência em que o Meditante irá mergulhar.

Lembre-se de que você não está praticando nenhuma mortificação, ou pura técnica de concentração, mas sim o *ShiouHsing*, a conscientização. Entretanto, para a interiorização da conscientização, é necessário certo grau de focalização mental, para induzir esta viagem ao Caminho do Meio.

Cuidados gerais antes do Tzuo Ch'an
(meditação sentada)

Observar a moderação na comida e bebida, nas condutas do cotidiano. Evite meditar quando está muito cansado, depois de exercício físico intenso, depois de atividade sexual, após refeições ou com muita fome.

O ideal é afastar-se de todas as relações de pensamentos e imaginação. Despreocupe-se das coisas ao redor, evite pensar em termos duais: bom ou mau, certo ou errado. Assim, tendo interrompido varias funções e fantasias da sua mente, abandone completamente a ideia de tornar-se Budha ou um grande sábio. Se aparecerem sábios ou o próprio Budha na sua imaginação, mate-os, rsrsrs... Isto vale, não apenas durante a meditação, mas em todas as situações da vida. Acreditar na solução mágica é envenenar sua força de vontade e disciplina! É impossível prever o que vai acontecer no nosso dia a dia. Os processos da vida acontecem por infinitas causas e condições da sincronicidade, pois nosso mundo é condicional e impermanente. Lembre-se sempre da responsabilidade e do compromisso com você mesmo nesta prática, você tem nas suas mãos o livre-arbítrio para mudar o destino do seu *Karma*, da sua vida e felicidade.

Onde praticar

Na prática de Meditação é desejável uma sala quieta, silenciosa, sem corrente de ar, arejada e limpa. Usualmente um tatame ou um tapete grosso e quadrado é colocado no chão, onde você se senta numa almofada redonda. A luz deve ser de penumbra ou indireta, evite um ambiente muito escuro ou com muita claridade para não dispersar sua concentração, pode-se acender um incenso, mas não deve haver música. É possível praticar ao ar livre, mas é necessário cobrir ombros, pernas e coxas com uma toalha, para evitar friagem indesejável. Em alguma etapa de treinamento, pode haver diversas manifestações físicas como ondas de calor, sudorese espontânea, variação de temperatura corpórea. Por isso, é conveniente se proteger do frio, vento e principalmente da umidade local.

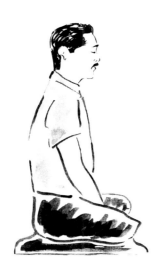 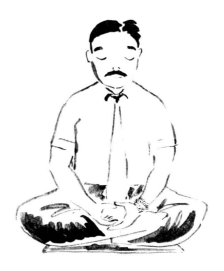

Postura de *Tzuo Ch'an* – meditação sentada

As roupas devem ser amplas e soltas. Você pode sentar em postura de lótus, meio-lótus, postura cruzada ou em uma cadeira. O importante é você estar confortavelmente acomodado. Em lótus, inicialmente coloque o pé direito sobre a perna esquerda e depois o pé esquerdo sobre a perna direita. Em meio-lótus, ponha o pé esquerdo sobre a perna direita. Na posição cruzada, simplesmente cruze as pernas. Sentado numa cadeira, as pernas devem formar num ângulo de 90 graus em relação às coxas. Uma vez sentado confortavelmente, não mude de posição até esgotar o tempo previsto.

"Mas, e se eu cansar da posição?"

Se você muda a posição original porque ficou desconfortável e assume outra posição, mudando o cruzamento de pernas, com certeza vai fazer isso várias vezes. O que acontece é que essa nova posição vai te perturbar, certamente, outra vez, e deste jeito você troca e muda de posições o tempo todo e acaba não concentrando a sua mente. Evite trocar a sua posição original, mesmo que isso signifique dor e desconforto. Assim que estiver sentado e imóvel, feche os olhos, se estiver muito agitado e bastante desperto. Se perceber sensação de sono, mantenha os olhos semiabertos, a 45 graus, numa distância de um metro e meio do chão, sem fixar um ponto específico. Sentado desta forma, firme como uma montanha e leve como uma nuvem, respire suavemente pelas narinas.

A língua deve ser colocada contra o céu da boca e os lábios e dentes tocam-se naturalmente, pairando no rosto um suave sorriso.

A seguir coloque a mão direita sobre a mão esquerda, sobre as palmas, com as pontas dos dois polegares tocando-se levemente, repousando na região do abdômen inferior, um palmo abaixo do umbigo (*TanTen*, *Ch'iHae* ou *Hara*).

Mantenha a coluna ereta e relaxada, sem inclinar-se para a direita ou para a esquerda, para a frente ou para trás. Solte os ombros sem retesar, repousando suavemente.

A cabeça e o pescoço devem estar erguidos, sem tensioná-los, e o topo da cabeça (*BaiHue*) deve estar como se estivesse sustentando o teto, as orelhas devem estar no mesmo plano dos ombros, e o nariz na mesma linha que o umbigo.

Nossa mente é como uma lagoa, quanto maior a agitação mental, maior a opacidade da água. Quanto mais barrenta for a água da lagoa, mais inquieta a mente e maior a tendência de mexer o corpo.

Sentar sem mover o corpo, focalizando e concentrando a sua mente, é como agitar menos a água da lagoa, quando a lama se sedimenta devagar e a água fica mais límpida. Isto é, sua mente se aquietará gradativamente.

Respiração

Após sentar-se corretamente, vamos iniciar a Meditação, propriamente dita. Naturalmente, não podemos focar ou concentrar a nossa mente sem um objeto mental, e talvez o objeto mental mais ao nosso alcance, o tempo todo, ininterruptamente, além da nossa batida do coração, é a nossa respiração.

A respiração é um processo comum a todos os vertebrados, todos os seres vivos trocam gases com o ambiente.

Podemos explorar a respiração como ligação com os demais seres do Universo, isto é, um mergulho no Microcosmo da nossa Mente, para compreender o Macrocosmo da *Self* Referência.

A respiração que entra e sai pelas nossas narinas é sempre esquecida. Quando estamos calmos, a respiração é lenta e tranquila; se ficamos inquietos ou angustiados, nossa respiração torna-se curta e dispneica. Podemos concluir que a respiração pode refletir, imediatamente, nosso estado emocional interior. Existem alguns fatores psicológicos (oitavo sentido) associados com a nossa respiração, pois todos sabem deixar fluir ar do nosso pulmão, mas talvez o ato de respirar pouca gente saiba fazer corretamente.

Respirar corretamente significa incorporar a energia *Ch'i* do nosso meio ambiente. Para fortalecer nossa energia "adquirida" só existem dois meios possíveis: pela alimentação e pelo ar que respiramos. A importância da respiração na nossa consciência é como o indicador de caminho do *ShiouHsing* e o desenvolvimento da nossa inteligência e potencial.

O primeiro indicador é o nosso nascimento, não como o trauma do parto sobre o qual muitos psicólogos comentam, mas como ato – uma ação da natureza da sincronicidade. É o auge da espontaneidade e da sincronicidade condicional que nos foi dada e, se a negarmos, como causa e efeito morreremos dentro do útero. É um momento mágico que a natureza quer que se cumpra. É a "certeza do nascer", assim como a "certeza do morrer", pois, se não nascemos naquele exato instante, morremos de anoxia fatal.

Saímos de um lugar confortável dentro do útero para um lugar desconhecido, que logo no primeiro momento nos parece ameaçador. Luz forte, ofuscando os olhos sensíveis (que podem estar fechados no recém-nascido), a dor do corte do cordão umbilical. E, sobretudo, mais uma vez, a presença do indicador da espontaneidade e da sincronicidade, a respiração e o grito do primeiro choro do bebê são o início da nossa primeira vivência no mundo. Para respirar com os pulmões, mais uma vez, é preciso renunciar ao cordão umbilical, como renunciamos à vida intrauterina para conseguir nascer. Desta forma, o nosso ato espontâneo para a vida fica relacionado ao medo da morte, do desapego e da renúncia. Imagine que, no meio do pânico do nascimento, quando choramos para respirar, cada respiração fica marcada, inconscientemente, pela lembrança da morte na vida intrauterina. Este fato se fará repercutir anos mais tarde, em situações de perda material ou de entes queridos, com a volta da sensação de morte interior que está impressa na nossa inconsciência.

Faça uma experiência: na próxima ocasião em que você estiver triste e angustiado, faça nove inspirações e expirações bem fortes, você sentirá um alívio imediato.

Acredito que muitas pessoas que não conseguem progresso na vida profissional e na vida afetiva é pela própria dificuldade de suportar o momento do seu nascimento. Toda vez que um pensamento negativo, com raiz no sofrimento do nascimento, gera bloqueios, o inconsciente conspira contra a nossa evolução. É aí que nasce, muitas vezes, o sentimento de culpa quando estamos indo bem na vida.

Técnica respiratória

Respire, inicialmente, três vezes profundamente e incline o tronco para a frente com uma ligeira compressão no abdômen, para expulsar o ar acumulado no interior do corpo. Inicie com uma respiração suave e profunda, deixando livre o fluxo do ar, sem fazer esforço e comece a dirigir a focalização mental para as narinas, pulmões e diafragma, e finalmente para o abdômen inferior. Fique atento aos intervalos da sua respiração, entre inspirar e expirar, é uma pausa muito breve. Talvez você nem note, mas é aqui que frequentemente surgem pensamentos dispersivos.

Mantenha-se, assim, atento ao ato de inspirar e expirar, observando a respiração. Não tente manipular o ritmo, a frequência e a profundidade da respiração, respire através do nariz sem necessidade de controle, apenas suave e silenciosamente.

Deixe o ar ir e vir, naturalmente, e esqueça a respiração, simplesmente deixe fluir. Durante a inalação, o abdômen expande naturalmente, é como insuflar um balão, e na expiração o abdômen murcha, gradativamente. Não tente dar explicações nem formular conceitos, somente observe o fluir do ar que entra e sai.

No início pode haver pequena dificuldade no controle da inspiração e expiração, a respiração torna-se curta e apressada, isto é porque a mente ainda está agitada e inquieta. Não faça nada, apenas observe que sua respiração é curta e apressada, e quando você menos esperar, ela acalmará.

Observe toda a respiração, o inspirar e o expirar, ela vai se tornar suave, fina e sutil. Dessa forma sua mente acalmará, e em seguida vai aparecer uma sensação de tranquilidade e paz.

Resumo: Dirija sua atenção e concentração para a respiração, atentando para cada inalação e exalação, como já mencionamos. Observe sua respiração e perceba suas sensações (o sobe e desce da barriga, as narinas). Fique atento à sua respiração total, ou seja, a inspiração inteira e a expiração inteira. É importante não tentar controlá-la, apenas observe-a.

Cada vez que perceber que sua mente se dispersou, conduza-a de volta para a respiração. Qualquer tipo de manifestação, que não seja a sua respiração, pensamentos, planos, lembranças, sons, sensações, "são distrações que prejudicam a sua concentração". Se tiver dificuldades em manter sua mente na respiração, você pode ajudar sua concentração, repetindo uma palavra a cada inspiração e expiração.

Se você concentrar-se na respiração das narinas, ao inspirar, repita a palavra NA e ao expirar a palavra MO, inspirar novamente a palavra O, expirar MI, inspirar TO, expirar FO, assim, sucessivamente, várias vezes.

Pode também fazer contagem de números de um a dez, repetindo, novamente, na expiração ou durante a inspiração.

Sobre pensar na meditação

Pense sem pensar, através da concentração, eliminando todos e quaisquer pensamentos, não se concentre em algum objeto em particular. Nem tente controlar pensamento, emoção, ou alguma técnica de relaxamento ou hipnose. Mantendo a postura e a respiração corretas, sua mente assentará sem ser forçada e quando, repentinamente, surgir imaginação, fantasia, ilusão, não as expulse nem tente espantá-las, simplesmente permita que esses objetos mentais se movam livremente.

Apenas observe-os.

O ponto fundamental é o esforço concentrado, sempre estar alerta contra distrações (imaginação, emoção, pensamentos), sonolência e obnubilação durante o ato de meditar.

Deixe o pensamento ir ou não ir, seja desprendido. Uma vez obtido o domínio razoável da Meditação e da postura, pode-se iniciar a expansão da atentividade. Isso significa observar a própria mente quando qualquer imagem, objeto, forma, manifestação que surgir se tornam alvo de Meditação. Assim, use a respiração como âncora e referência e, a cada vez que a Mente se dispersar, esteja alerta e utilize a própria dispersão como alvo de Meditação.

Por exemplo:

Se escutar um barulho, qualifique-o de "Ouvir ".

Se surgir uma imagem ou fantasias, qualifique-as de "Visão".

Uma distração do pensamento, como "Pensar".

Não mergulhe nas visões, pensamentos ou fantasias, pois irão mudar o curso de sua Meditação e a sua prática. Se sentir calor, frio, formigamento, dilatação dos membros e da cabeça, não dê atenção, mantenha a sua concentração. Se sentir movimentação de calor ou "algo" transitando ou fluindo no corpo não ligue, pois se você concentrar nestes sintomas vai abandonar a meditação e entrar em um outro exercício, chamado de *TuoNa* (Taoista).

Finalizando a meditação

Ao término da Meditação inspire, propositadamente, mas suave, vagarosa e profundamente, soltando o ar lentamente, relaxando a cabeça, o pescoço e a coluna. Pode balançar suavemente para a direita e esquerda, frente e trás, soltar as mãos e braços, massagear o rosto, bater com as mãos em concha nas partes adormecidas do corpo, pernas e pés, pode bater, ligeiramente, na região lombar com a mão fechada em punho. Estique as pernas e alongue-as, levante devagar e relaxe todo o corpo.

Programação

Para evitar agitação e mudança de postura constante, é aconselhável fixar o tempo de duração da Meditação. Comece sentando-se imóvel, pelo menos, 15 minutos de cada vez e, se possível, vá aumentando, sucessivamente, para 20, 30 ou mesmo 1 hora. Evite fixar prazos, para tentar atingir as etapas descritas acima, pois a passagem de um estágio para outro depende muito da compreensão (*insight*) e do desenvolvimento da sensibilidade do Meditante e, muitas vezes, para passar de um estágio a outro, você pode demorar anos ou a vida inteira. Voltando para a realidade, decida quanto tempo planeja ficar sentado antes de começar, pois isso evita que você levante e faça algo mais urgente.

Uma vez iniciada a meditação, procure manter-se firme como uma rocha, silencioso como o lago da montanha e imutável como a montanha inteira. OM MAI PAD MI HOM...

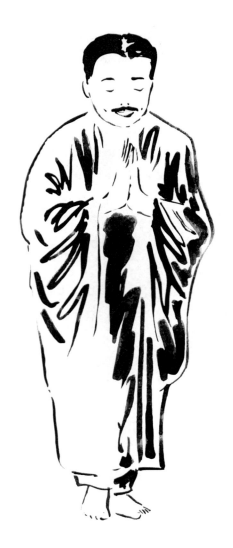

CAPÍTULO 10

LIEN CH'I EM OITO MOVIMENTOS

INTRODUÇÃO

Lien em chinês quer dizer "treinar" e *Ch'i*, vocês já sabem, é a "energia" (Consciência). Portanto, *LienCh'i* é a arte de treinar a consciência, a sua expansão e o seu desenvolvimento.

Quem caminhar de manhã, na Praça da Paz Celestial ou em alguns parques na cidade de Beijing, com certeza vai se deparar com pessoas fazendo um exercício "esquisito", mas, na verdade, é uma tradição milenar. São movimentos que imitam os elementos da natureza.

A prática de exercícios físicos é hábito comum, e seria estranho andar pela manhã, nas ruas da China ou do Japão, e não ver ninguém fazendo Tai Ch'i Chuan ou Lien Ch'i.

Os exercícios físicos fazem parte do dia a dia e do arsenal terapêutico da Medicina Tradicional Chinesa, a MTC.

Todo o conhecimento e todas as técnicas da MTC resumem-se em estar em harmonia com a natureza, cultivar emoções saudáveis e permitir o fluxo equilibrado da energia no corpo. Tem por base um tripé:

- O *Ch'i*, que é o fluxo essencial de energia que faz tudo existir;
- As transformações cíclicas e contínuas do *Yin* e *Yang*, que fazem tudo se mover;
- Os Cinco Movimentos (ou Elementos, no Ocidente), que são Água, Madeira, Fogo, Terra e Metal.

Essa forma de encarar o mundo é um precioso instrumental de manutenção da saúde, prolongando a vida e curando as aflições físicas e emocionais. Para a MTC, a saúde e a doença fazem parte de um processo contínuo de adaptação do homem a um meio ambiente hostil e inconstante. Não se estabelece uma separação entre saúde e doença, ou seja, em certos momentos, a doença é inevitável no ciclo vital. Ela não deixa de ser uma forma de expressão dos nossos conflitos, sofrimentos e dificuldades de adaptação ao meio em que vivemos. Neste processo, quando esgotamos o *Jing* (lembram-se da Parte I do livro?), ficamos sem "cargas" na bateria, daí aparecem doenças.

A finalidade do tratamento é realizar a melhor adaptação possível do homem ao meio ambiente.

As intervenções preventivas assumem importância relevante, assim como o aspecto pedagógico, levando o indivíduo a ter consciência sobre o seu próprio corpo e a assumir uma nova postura perante a própria vida, e consequentemente sobre sua saúde.

Lien Ch'i, "a arte de treinar a energia", pressupõe a disponibilidade da pessoa para aprender, praticar a disciplina, assumir e participar ativamente do seu processo de reequilíbrio. Isto significa autorresponsabilizar-se pelo seu estado atual de saúde e decidir pela mudança de atitude. Quando isso acontece, o movimento em direção à cura ganha o melhor aliado. Todo caminho que conduz à flexibilidade conduz ao deleite, à alegria e à felicidade.

POR QUE PRATICAR *LIEN CH'I*

Na sociedade moderna, cheia de apelos e de competição, é impossível não se acumular estresse no corpo. O cultivo de desejos e apegos, que geram sofrimento, aliados à ira e à ignorância, obstruem o fluxo de *Ch'i* afetando a saúde dos órgãos, glândulas e sistema imunológico. Sem contar que nesse contexto as pessoas estão sempre correndo e não fazem uma dieta adequada. Como consequência de tudo isso, criam-se muitos bloqueios energéticos, rigidez e restrição de movimentos.

A disciplina e a constância do exercício físico libera o bloqueio dos circuitos energéticos nas articulações e ligamentos, aquecendo e oxigenando músculos e órgãos; traz de volta sua saúde, pois, ao nutrir o *Jing*, com essa prática milenar estamos recarregando nossa bateria!

Assim, as práticas corporais funcionam como uma chave que vai abrindo portas enferrujadas, em desuso: a luz entra, o mau humor desaparece; há uma transformação na antiga imagem mental. Abrem-se novas conexões neuronais, mudando paradigmas. Aprende-se a olhar os acontecimentos e o mundo por um outro ângulo.

A prática do *Lien Ch'i* traz uma nova respiração, facilitando o fluxo interno da energia vital, para todo o corpo. Aumenta a capacidade respiratória, tanto torácica quanto abdominal. Quando se aprende a respirar de maneira adequada, 70% das toxinas são expelidas pelo corpo. Basta bloquear essa força para adoecer. Na expiração, libera-se dióxido de carbono para a natureza. As plantas, ao contrário dos animais racionais e irracionais, necessitam do dióxido de carbono; absorvem as toxinas que geramos e nos devolvem oxigênio.

Fisiologicamente, os músculos intercostais conseguem proporcionar aproximadamente 25% da força muscular necessária para encher os pulmões. Os 75% restantes vêm do diafragma.

Na prática do *Lien Ch'i* alinhamos os pés, enraizando-os no chão, flexionamos levemente os joelhos e encaixamos o quadril, alinhando a coluna vertebral. Isto facilita o trabalho do diafragma, principalmente na "postura do cavalo": a distância entre os pés deve ser igual à de um ombro e meio do praticante.

Esta postura traz o centro de gravidade para o baixo-ventre. Ela também é utilizada nos exercícios "arco e flecha" e "balanço de dragão".

Deixar o diafragma livre aumenta sua eficácia no desenvolvimento da respiração abdominal, o que significa trazer o centro de gravidade para o *Tan Tien* inferior (região entre o umbigo e VG 4 – Porta da Vida).

O "enraizamento", cultivado na postura física, manifesta-se na estabilidade dos movimentos, que pode influenciar de forma positiva as emoções da pessoa, proporcionando uma personalidade estável, clareza de propósitos e o pleno comando da sua vontade.

Você já observou que uma pessoa ansiosa, tensa e insegura tem o "andar" ou a "postura" desalinhada?

Estudo recente revelou que mais de 70% dos pacientes hipertensos tinham o hábito da respiração peitoral alta. Em outro estudo britânico, mais de 90% dos pacientes com fobia foram curados ao aprenderem a técnica de trocar a respiração peitoral alta pela abdominal baixa.

A respiração abdominal baixa também beneficia a circulação sanguínea e o coração.

A pressão emocional, gerada pelo estilo de vida atual, solicita raciocínios constantes, que, juntamente com a irritação e a raiva mal canalizada, mantém o centro de gravidade muito alto. A maioria das pessoas vive com aquela postura de peito "estufado", em posição de combate. Consequentemente, as pessoas tendem a viver desligadas do solo e emocionalmente presas ao passado.

O equilíbrio emocional pode ser restabelecido pelo efeito tranquilizante que a respiração abdominal exerce sobre a mente.

Sente-se o diafragma sendo trabalhado na prática do *Lien Ch'i* em todos os seus oito movimentos: nos giros, nas flexões e extensões da cintura.

Quando o diafragma se move livremente, para cima e para baixo na respiração, aumentando e reduzindo a pressão na cavidade abdominal inferior, gera uma ação bombeadora, que reduz a carga de trabalho do coração. Desse modo, o baixo abdome funciona como um segundo coração.

A prisão de ventre, provocada pela tensão abdominal, também pode ser aliviada pela suave ação massageadora da respiração abdominal.

Com a prática dos exercícios pode-se "abrir" todas as articulações do corpo, aliviando dores articulares e reumatismo.

Durante a prática do *Lien Ch'i* é preciso relaxar os pés, para que haja ligação com a energia da terra. Quando se gira o pé para fora é gerado um movimento em espiral para cima, fazendo o *Qi* da terra subir pelo corpo. Essa energia em espiral chega até o quadril e o movimento de giro do quadril faz a energia ir subindo pela coluna. Depois, a energia da terra continua avançando em espiral pelo pescoço e braços. A capacidade de fazer o *Qi* da terra avançar, corretamente, em espiral, não é uma técnica puramente mecânica, é preciso usar a Mente. A mente desempenha um papel central; o praticante deve integrar a mente, o corpo e o espírito.

Na prática correta do *Lien Chi* não se deve usar muita força física, mas sim aumentar devagar a força interior. No final se usará principalmente o poder da mente, dos olhos e do *Xin*. Assim, todas as forças entrarão em ação de modo conjunto, espontâneo. Relaxar significa abandonar qualquer preocupação física e mental para que a pessoa entre num estado de receptividade e sensibilidade. Qualquer movimento normal do corpo implica contrair e soltar os músculos. É impossível movimentar a estrutura sem contrair toda uma série de músculos e tendões. Mas o desafio das práticas é executar todos os movimentos, sem contrair ou enrijecer, de modo a interferir no fluxo de energia.

Empregar o mínimo de esforço para obter o máximo de resultado.

Se você usar a técnica focada na sua mente, direcionando o *Ch'i* nos oito movimentos, automaticamente o sangue circulará no corpo sem depender excessivamente dos músculos, para bombear.

Os ligamentos necessitam de movimentos muito suaves e delicados para se fortalecerem. Os exercícios de impacto, como aeróbicos e de peso como musculação em excesso, costumam machucá-lo. Eles são como uma tira de borracha. Podem se arrebentar se forem puxados bruscamente. Eles não toleram ser mantidos por muito tempo numa posição, pois entram em colapso, daí as tendinites.

O segredo para ter bons ligamentos é alongá-los delicadamente, manter a posição por alguns instantes e depois soltá-los; com isso seus ligamentos adquirem a capacidade de absorver o "Impacto" dos exercícios físicos. Existe uma grande vantagem no fortalecimento dos ligamentos, ao invés dos músculos. Os ligamentos não são afetados pela idade e exigem pouca vascularização para sua manutenção. Consomem menos nutrientes que o tecido muscular. A pessoa que desenvolve ligamentos fortes, mediante um programa de exercícios, pode mantê-los até a idade avançada.

Portanto, conclui-se que a prática do *Lien Ch'i* constitui-se numa eficaz ferramenta para a manutenção da saúde, equilíbrio e longevidade, com qualidade de vida.

São movimentos suaves que visam "ativar" o circuito de circulação energética do organismo (circulação do *Qi* nos meridianos), proporcionando sensação de bem-estar, de harmonia mental e relaxamento físico.

A prática pode promover a liberação de emoções acumuladas e ajudar no equilíbrio do *Qi*. A sensação de bem-estar, harmonia mental e relaxamento físico tornam--se logo perceptíveis após a prática, vamos comprovar?

A energia emocional negativa inibe o movimento, e com o tempo estas emoções se acumulam: bloqueiam a circulação de *Qi* nos músculos, nos órgãos e nos tecidos; provocam rigidez e restrição de movimentos, gerando uma postura física inadequada. As práticas corporais ajudam a desbloquear o físico, relaxando e alongando músculos e ligamentos, propiciam uma melhor circulação energética dos meridianos, possibilitam conexões de novas sinapses, alterando as imagens mentais, mudando o emocional, os paradigmas e mantendo estados mentais positivos.

A prática do *Lien Ch'i* ajuda a concentração e a estabilidade mental, e pode ser considerada como um tipo de meditação ativa.

OITO MOVIMENTOS

1. Abraço do Céu e Terra:
Triplo aquecedor, plexo solar.

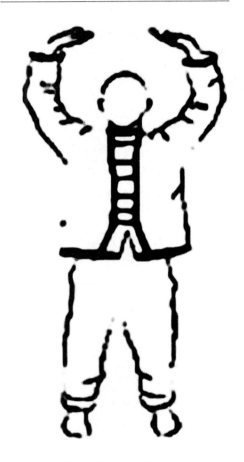

Finalidade: Ativação do plexo solar e sistema mesentério.
Indicação clínica: flatulência, obstipação, cólica menstrual, etc.

2. Giro do *TaiCh'i*:
Rim, meridiano e *TaiMai*.

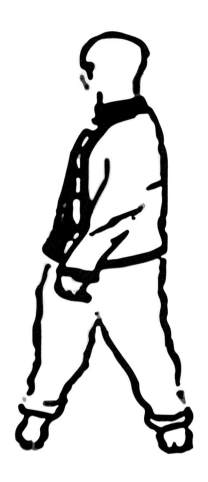

Finalidade: Ativação do rim e órgãos pélvicos;
Indicação clínica: lombalgia, cansaço e hérnias do abdômen inferior.

3. Arco e Flecha:
ZhongQi (pulmão)

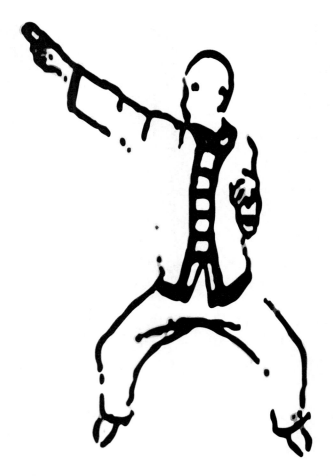

Finalidade: expandir pulmão e a capacidade respiratória.
Indicação clínica: asma, doenças pulmonares e falta de "fôlego".

4. Grande círculo do *Ch'i*: BP – energia *YongQi*

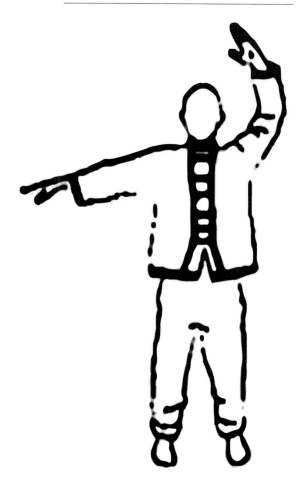

Finalidade: Beneficiar o Sistema Digestivo e Circulatório.
Indicação clínica: má digestão, falta de apetite, gastrite, úlceras, colites, etc.

5. Balanço do Dragão:
Coração – ansiedade

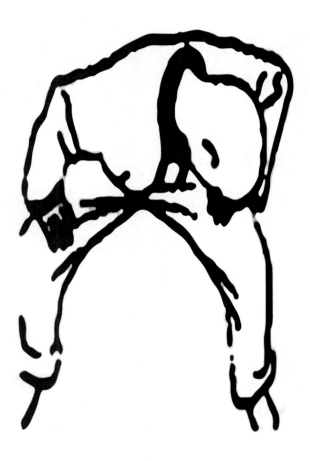

Finalidade: Beneficiar o Sistema Cardiovascular e a circulação geral.

Indicação clínica: hipertensão, palpitação, angústia, depressão, estresse, perda de memória, etc.

6. Despertar do *Ch'i*: *ZhengQi* – Vasoconcepção,

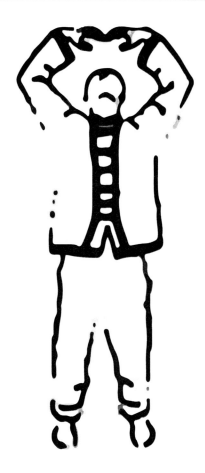

Finalidade: Melhora do estado geral, da energia primordial e a captação do *Ch'i*.
Indicação clínica: apatia, falta de ânimo, fadiga, desmotivação, infertilidade, diminuição de libido, etc.

7. Tartaruga:
(rim, plexo solar) – acumular *JingQi*

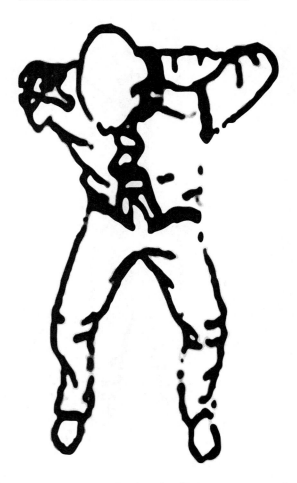

Finalidade: aumentar resistência física e mental.
Indicação clínica: tonturas, vertigens, zumbidos no ouvido, pesadelos, insônia, mãos e pés frios, etc.

8. Cegonha:
Vasoconcepção e governador

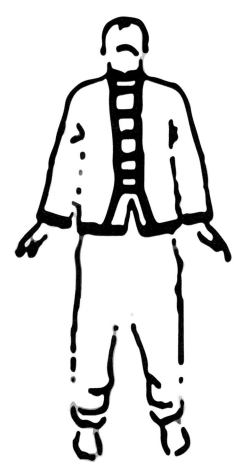

Finalidade: força mental e física.
Indicação clínica: flexibilidade, aumento de resistência imunológica, circulação geral do corpo, integrar fisiologia de todo o sistema do corpo.

* * *

Ao terminar a série destes movimentos, relaxe e solte todo o corpo, sacudindo suavemente os braços, as pernas e a nuca, como se fosse um boneco de pano.

CAPÍTULO 11

DIETOTERAPIA: TERAPIA ATRAVÉS DA ALIMENTAÇÃO

A dietoterapia é um dos pilares da MTC. Desde criança eu ouvia de meus avós e meus pais ensinamentos sobre as propriedades medicinais dos alimentos. Hoje a ciência os denomina alimentos funcionais. Mais tarde, aprendi com meus mestres a importância e o verdadeiro significado da dietoterapia.

Eles diziam que somos o resultado do que comemos. De fato, se nos alimentarmos apenas com carne vermelha, seremos mais agressivos. Não é à toa que antigamente davam carne sangrenta e malcozida para soldados e guerreiros, que empunhavam espada e lança antes da batalha; por outro lado, aos que treinavam meditação era recomendada uma dieta à base de vegetais, e antes da prática era proibido comer carne vermelha.

Aqui no Ocidente, prevalecia desde a década de 30 o conceito de que comer pouco proporcionava longevidade. Entretanto, novos estudos publicados este ano mostraram que uma dieta equilibrada com carboidratos, proteínas e gorduras tem o mesmo efeito no impacto da longevidade. Antigamente dizia-se que uma redução de 30% das calorias diárias prolongaria a vida e diminuiria a taxa de mortalidade, de 37% para algo em torno de 13%. Atualmente, novos estudos provam que, sem restrição calórica, mas com uma dieta equilibrada que distribua 70% dos carboidratos e proteínas, gorduras na proporção de 15%, também trará resultados.

Somos uma máquina como qualquer outra; precisamos de energia para desenvolver as mais diversas atividades: estudar, escrever, trabalhar, praticar esporte, andar, falar, dormir, etc. É dos alimentos que extraímos a energia de que precisamos. Já expliquei, no capítulo anterior, que nosso cérebro sozinho consome boa parte desta energia. Mas antes de pensar em perder aquela barriguinha é importante conhecer certos mecanismos orgânicos do nosso corpo: nossa fisiologia. Nem sempre apenas os exercícios físicos gastam energia. Há outros fatores que colaboram para isso: são os esforços excessivos, as doenças, a fadiga, o medo, a ansiedade, a depressão e, o pior de todos, o estresse.

As calorias que gastamos vêm da proteína presente na carne, no queijo, nos ovos e na gordura, e finalmente nos hidratos de carbono ou carboidratos. Mas existem outros componentes alimentares que atuam no nosso metabolismo e em nosso cérebro, que são as vitaminas, os sais minerais, as fibras, a celulose e a água, que são nutrientes essenciais.

Fatores como idade, sexo, constituição física, estado de saúde, estilo e ritmo de vida influenciam diretamente no metabolismo. Vem daí o conceito de dieta alimentar.

Consegui convencê-lo a cuidar da alimentação? Essa é uma medida essencial à sua saúde! Você abasteceria seu carro com gasolina suja? Então por que comer *junk food*? São alimentos com alto teor de caloria e baixos nutrientes. A gente come, mas eles não nutrem!

Estudos feitos pelas universidades de Granada e de Las Palmas, na Espanha, mostram que esses alimentos moderninhos aumentam o risco de desenvolver depressão! Por isso a nutrição é importante, inclusive para o bom funcionamento do cérebro, melhora o humor, a disposição mental e a memória. Outro estudo, feito pela University College London, demonstrou que quem consome alimentos naturais tem menos chances de ter depressão, porque os peixes e os vegetais são ricos em nutrientes protetores das células do cérebro.

Os alimentos ricos em nutrientes são chamados de funcionais porque produzem efeitos benéficos no metabolismo fisiológico, além de suas funções nutricionais básicas. Por conta de um estilo de vida desequilibrado, nos dias atuais, há um avanço de doenças crônicas e degenerativas: reumatismo, doenças autoimunes, diabetes e todas aquelas mencionadas desde o início deste livro, consequência de maus hábitos alimentares e sedentarismo.

O consumo regular desses alimentos funcionais pode ser uma alternativa para conter o avanço dessas doenças e fazer com que as pessoas se conscientizem de que a alimentação tem um papel fundamental sobre a saúde delas.

Hipócrates, patrono da nossa medicina ocidental, que viveu há cerca de 2.500 anos, já pregava: "faça do alimento o seu medicamento". Pena que muitos colegas se esqueceram! Apesar do juramento que todos os médicos fazem, na formatura, em memória a Hipócrates!

Na Medicina Tradicional Chinesa (MTC), consta no primeiro livro escrito há cinco mil anos, o *Nei King*, recomendações sobre a alimentação correta, na cura de doenças! Aqui no Ocidente, somente na década de 1990 é que surgiu o termo "alimentos funcionais".

A FDA (*Food and Drug Administration*), "ANVISA americana", classificou os alimentos funcionais em cinco categorias: alimento, suplementos alimentares, alimento para usos dietéticos especiais, alimento-medicamento ou droga (NOONAN & NOONAN, 2004).

Quero compartilhar alguns alimentos funcionais sobre os quais aprendi no passado e que são investigados pela ciência atual:

SOJA E DERIVADOS

Lembro-me, na minha infância, de que levava uma lata de alumínio à padaria e a enchia de leite de soja. Naquele tempo, na China, não havia leite de vaca. Também levava *tofu*, queijo de leite de soja, para casa.

O que tem na soja? São proteínas que têm ação de reduzir os níveis de colesterol. Seu princípio ativo, a isoflavona, tem ação anticancerígena; como a soja aumenta o estrogênio (hormônio feminino), minhas tias consumiam para aliviar os sintomas da menopausa.

Comíamos muito peixe: sardinha, salmão, atum, anchova e arenque, em forma de *sashimi* ou defumado. Hoje eu sei que estes peixes possuem ácidos graxos ômega-3 (EPA e DHA), indispensáveis para o desenvolvimento do cérebro e para a retina dos recém-nascidos. Eles também podem reduzir o LDL – colesterol ruim e têm ação anti-inflamatória.

ÓLEO DE LINHAÇA

A soja, as nozes e amêndoas, que comíamos na festa do nascimento de Buda, são ricas em ácido linolênico, que estimula o sistema imunológico e têm também ação anti-inflamatória.

CATEQUINAS

Chá verde, cerejas, amoras, framboesas e a uva roxa, que meu avô plantava, têm catequinas, uma substância que reduz a incidência de certos tipos de câncer, diminui o colesterol e estimula o sistema imunológico.

LICOPENO

O tomate, que comíamos com pó de alcaçuz, a goiaba vermelha, o pimentão vermelho e a melancia na sobremesa são ricos em licopeno, um tipo de antioxidante, que também reduz os níveis de colesterol, melhora a circulação e o risco de certos tipos de câncer, como o de próstata.

INDÓIS – LUTEÍNA- ISOTIOCIANATO

Folhas verdes têm luteína. Couve-flor, repolho, brócolis, couve de Bruxelas, rabanete e a mostarda que minha mãe refogava têm como ação Indóis e Isotiocianato. Eles têm a função de induzir a produção de enzimas protetoras contra o câncer, principalmente de mama, e de evitar a degeneração macular.

FLAVONOIDES

Estão presentes na laranja, no limão e no abacaxi. Os flavonoides são ótimos na ação circulatória e antioxidante.

FIBRAS

Cereais integrais, como aveia, centeio, cevada, farelo de trigo e de soja, são chamados de fibras solúveis e insolúveis. Reduzem o risco de câncer de cólon, melhoram o funcionamento intestinal, inclusive agem no controle da glicemia e no tratamento da obesidade, pois provocam maior saciedade.

Aquelas malditas raiz de bardana, raiz de chicória e batata yacon! Éramos obrigados a comer, quase toda a semana, durante minha infância. Eram úteis para ativar a flora intestinal e melhorar seu funcionamento.

Você já viu alguma criança que gosta de alho ou cebola? Mas o alho e as cebolas podem reduzir o colesterol, a pressão sanguínea e melhorar o sistema imunológico. Reduzem o risco de câncer gástrico, pela ação de sulfetos alílicos (alilsulfetos).

LIGNANA E PECTINA

É na noz-moscada e na linhaça que tem a tal lignana, o princípio ativo que tem ação na inibição de tumores hormônio-dependentes.

E a desgraça da maçã de todos os dias, na lancheira, em vez de um belo sanduíche de mortadela?

A maçã, que tem antioxidantes, ação vasoconstritora e antisséptica. Também reduz o risco de doenças cardio-vasculares, por ação de pectina.

Não sou chefe de cozinha, mas, se me permitem a sugestão, segue uma dieta semanal, para ser reproduzida durante 21 dias.

DIETA SEMANAL

Segunda-feira

Café da manhã
- 200 ml de leite de soja *light* ou suco Ades
- 1 fatia de pão integral *light* torrado
- 1 fatia fina de queijo de minas *light*
- 2 fatias finas de *blanquet* de peru
- ½ mamão papaia

Lanche da manhã
- 1 queijo Polenguinho e 1 pera

Almoço

> salada de alface e rúcula, ½ pepino, 1 tomate, 1 colher (chá) de azeite de oliva
> 2 collheres (sopa) de arroz, ½ concha de feijão
> 1 filé de frango grelhado
> 1 fatia média de abacaxi

Lanche da tarde

> 1 fatia de queijo minas (Danúbio *light*) e 1 maçã

Jantar

> salada de folhas variadas e ½ tomate, misture com 1 colher de sopa de queijo *cottage* e azeite
> 2 fatias de salmão defumado com 1 pão sírio integral e requeijão *light* (1colher de sopa) ou
> 2 ovos mexidos

Ceia

> 1 xícara de chá de erva-cidreira

Terça-feira

Café da manhã

> 200 ml de leite de soja *light* ou leite Molico
> 1 torrada de pão integral, com requeijão *light* (1 colher de sopa) e 1 fatia de *blanquet* de peru
> ½ mamão papaia

Lanche da manhã
> 1 pera e 1 fatia de queijo minas (Danúbio *light*)

Almoço
> Salada de alface, agrião e rúcula, cenoura ralada e 4 ovos de codorna, cozidos, temperados com 1 colher (chá) de azeite de oliva.
> 1 filé de peixe grelhado
> 1 fatia ($^1/_8$) de melancia ou melão

Lanche da tarde
> 1 maçã e 1 Polenguinho

Jantar
> Salada de alface crespa, almeirão ou erva-doce, ½ tomate e ½ chuchu cozido, palmito e brócolis, temperada com 1 colher (chá) de azeite de oliva
> 1 hambúrguer grelhado, pode ser de picanha
> 1 laranja ou abacaxi

Ceia
> 1 xícara de chá de camomila

Quarta-feira

Café da manhã
> 200 ml de leite Molico com 1 collher (chá) achocolatado *diet*

- 1 pote de iogurte desnatado, com ¼ de mamão papaia picado, ½ pera picada, 1 colher (sopa) de aveia em flocos
- 1 torrada de pão integral *light*

Lanche da manhã

- 1 maçã e 1 Polenguinho

Almoço

- 1 prato de salada de alface, rúcula e almeirão ou acelga picada, com ½ rabanete, temperada com 1 colher (chá) de azeite de oliva
- 2 colheres de sopa de arroz e feijão
- 1 bife grelhado
- 1 fatia de abacaxi ou laranja

Lanche da tarde

- 1 copo de suco de fruta *light* e 1 Polenguinho

Jantar

- Sopa de legumes: berinjela, abobrinha, chuchu, cenoura e cogumelo, cozidos, com carne (coxa de frango ou músculo)
- 10 morangos ou 1 fatia de abacaxi ou 1 pêssego

Ceia

- 1 taça de gelatina *diet* com pedaços de frutas

Quinta-feira

Café da manhã
- 200 ml de leite de soja *light* (Ades)
- 2 fatias de pão integral *light* tostado, com requeijão *light*, 1 colher (chá) ou 1 colher de sopa de queijo *cottage* e *blanquet* de peru
- 1 fatia de melão ou melancia

Lanche da manhã
- 1 Polenguinho e 1 fruta (pêssego, maçã, pera, ameixa, etc.)

Almoço
- salada de folhas verdes com ½ beterraba ralada e 2 ovos cozidos, temperada com 1 col. (chá) de azeite de oliva
- macarrão (3 colheres de sopa) com molho de tomate
- 2 fatias médias de abacaxi ou mamão.

Lanche da tarde
- 1 Polenguinho e um fruta

Jantar
- 1 coxa ou sobrecoxa de frango assado, com legumes cozidos no vapor (berinjela, pepino, chuchu, abobrinha, vagem, ervilha torta, brócolis), temperados com azeite.
- Não tem sobremesa, não insista!

Ceia

▷ 1 torrada de pão integral *light* com margarina Becel (*light*)

▷ Chá de camomila ou cidreira

Sexta-feira

Café da manhã

▷ 200 ml de leite Molico com achocolatado *light* ou 1 copo de suco de fruta *light*, tipo Ades

▷ 1 fatia de pão integral *light*, torrada, com requeijão *light* ou 1 fatia de pão suíço com linhaça

▷ 1 fatia de queijo de minas *light* e 1 fatia de *blanquet* de peru

▷ 1 colher (sopa) de aveia em flocos ou cereais, com ½ mamão papaia

Lanche da manhã

▷ 1 fatia de queijo branco *light* (Danúbio) e 1 fruta

Almoço

▷ salada verde com rabanete e pepino, temperada com azeite de oliva

▷ carne grelhada ou cozida com couve ou repolho refogados

▷ 2 figos ou 1 laranja

Lanche da tarde
> 200 ml de suco à base de soja *light* e 1 fruta

Jantar
> Filé-mignon ou peito de frango grelhado, com legumes cozidos a vapor
> fruta a escolher, exceto: uva, banana, abacate, manga

Ceia
> 1 taça de gelatina *diet*, com pedaços de frutas ou chá com torrada e Becel (margarina *light*)

Sábado

Café da manhã
> Vitamina feita com: 200 ml de leite de soja *light* ou Molico, com ½ mamão papaia, aveia, ou $^1/_3$ de berinjela batida com suco de laranja
> 2 torradas de pão integral
> 1 fatia média de queijo minas *light* ou queijo *cottage*, com *blanquet* de peru
> 1 fruta

Lanche da manhã
> 1 fruta

Almoço

> salada de folhas verdes, temperada com 1 colher (chá) de azeite de oliva
> 2 colheres (sopa) de arroz e feijão
> picadinho de frango ou carne com legumes; brócolis ou acelga refogada com 1 colher (chá) de óleo de canola
> 1 fatia média de abacaxi ou maçã, 1 pera assada.

Lanche da tarde

> 1 fatia de pão integral *light* torrada ou pão suíço com requeijão *light* e suco Ades (quanto?)

Jantar

> Brócolis, couve ou couve-flor cozidos, a vapor
> Filé de carne, peixe ou frango grelhado
> Fruta

Ceia

> 1 xícara de chá

Domingo

Café da manhã

> 200 ml de leite Molico com 1 colher de sopa de achocolatado *light*
> 1 pote de iogurte desnatado com ½ maçã e ½ pera picadas, com 2 colheres de sopa de aveia em flocos.

> 2 fatias de pão torradas integrais com Becel ou 1 colher (sopa) de requeijão *light*

Lanche da manhã
> 1 fruta

Almoço
> salada verde, ¼ beterraba crua ralada, ¼ cenoura ralada, temperada com 1 colher (chá) de azeite
> 4 colheres de sopa de macarrão, com molho à bolonhesa ou branco ou filé de frango grelhado (quantos?)
> couve-flor, brócolis ou couve, refogados em óleo de canola
> Não tem sobremesa, dia de sacrifício! (*No pain, no gain!*)

Lanche da tarde
> Iogurte de frutas *light* e 1 fruta ou gelatina dietética com pedaços de fruta

Jantar
> Sopa de carne magra ou frango com: legumes — berinjela, chuchu, abobrinha, vagem, pepino, etc.

Ceia
> 1 taça de gelatina *diet*

***

Se você seguir essa dieta "eficientemente" e caminhar 50 minutos por dia, tenho certeza de que vai perder de 2 a 3 kg com "eficácia", a cada dez dias!

Para quem gosta de sal ou de comida salgada, infelizmente vai ter de reduzir seu uso.

Ah! Café! Se for "expresso", só uma xícara ao dia; do coador, cinco xícaras! Não insista, estudo dos ingleses comprovaram que, acima dessas doses, café só traz malefícios ao organismo.

Água nas refeições, nem pensar! Evite tomar líquido durante as refeições, pois prejudica a digestão e a absorção; tome bastante chá, que está no próximo capítulo, nos intervalos das refeições.

SEJA EFETIVO!

CAPÍTULO 12

FITOTERAPIA:
植物療法

Fito: Pyto: Planta: 植物
Terapia: Therapia: Terapia: 療法

Cresci com cheiro de ervas em casa porque meus avós, pais, tios e primos tomavam chás. Eram chás para dor de cabeça, cólica e enjoo. Nós, crianças, tomávamos por tabela! Chá contra inapetência, contra vermes e contra resfriado. Uma infinidade de contras! Se você entrasse na minha casa, naquela época, iria sentir aromas de ervas, em todos os cantos. E mais aromas saíam das casas da vizinhança, em alguns bairros, ruas inteiras cheiravam a ervas, porque era tradição na China tomar chás, todos os dias. Tradição esta que se perpetua até nossos dias.

A arte da Fitoterapia, na Medicina Tradicional Chinesa, remonta há mais de 5.000 anos, abarcando todos os domínios da natureza – a terra, os rios, o mar, as estações, o clima, as plantas, os minérios e animais. Enfim, todos os elementos que constituem o nosso mundo.

O uso de plantas começou na Índia, e acredita-se que, posteriormente, tenham sido levadas para a China. Entretanto, a China é conhecida como o país com mais longa e ininterrupta tradição no uso das ervas. Isso porque, em 2.698 a.C., o Imperador ShenNong, ao morrer, deixou registrado em sua obra, *Cânone das Ervas*, 252 plantas com funções medicinais, muitas ainda em uso. Esse conhecimento continuou sendo utilizado no país.

No século VII, na dinastia Tang, foi impressa e distribuída pela China uma edição revisada do *Cânone das Ervas*. Na Dinastia Ming (1578), Li ShiZhen, especialista em diagnóstico pelo pulso, completou seu *Compêndio de Matéria Médica*, onde relacionou 1.800 substâncias medicinais e 11.000 receitas de compostos.

Placas de barro, de 3000 a.C., registram importações de ervas da Babilônia. As trocas efetivas de plantas, com a China, aconteceram só por volta de 2000 a.C.

A farmacopeia babilônica abrangia cerca de 1.400 plantas. Pergaminhos egípcios, citando determinadas ervas, ficaram como herança para os gregos e posteriormente para os romanos. Os Papiros de Ebers, do Egito, contêm um dos herbários mais antigos de que se tem conhecimento, datando de 1550 a.C., e encontram-se expostos no Museu de Leipzig.

O povo egípcio era relativamente avançado nas pesquisas de ervas medicinais. Conhecia plantas como a papoula (calmante) e a babosa (utilizada como antisséptico). Os babilônios eram tão avançados quanto os egípcios. No Código de Hamurabi, o primeiro código de leis escritas de que se tem conhecimento, havia informações sobre a regulamentação do exercício da medicina e da prescrição de remédios. Incluía também punição para quem exercesse impropriamente a profissão. Assírios catalogaram cerca de 250 espécies medicinais, entre as quais o açafrão, o tremoço e a papoula, etc.

As referências ao uso de ervas medicinais na América são do Manuscrito Badanius, o herbário asteca do século XVI. Acredita-se que as ervas eram utilizadas por muitas tribos indígenas da América do Sul. No Brasil, desde a época do descobrimento, os colonizadores observavam e anotavam o uso frequente de ervas pelos índios.

Na concepção da MTC, uma planta, assim como o ser humano, como vimos na Parte I do livro, é composta de dois agregados: o *Jing*, que corresponde ao princípio ativo e o *Ch'i*, ao princípio energético.

O QUE É O PRINCÍPIO ATIVO DE UMA PLANTA?

É o composto químico com sua estrutura molecular e atividade farmacológica, cientificamente definida e conhecida. A fotossíntese permite que vegetais com clorofila transformem a energia luminosa em energia química; assim podem biossintetizar muitas substâncias.

Os vegetais costumam ter aspectos em comum no seu metabolismo, sintetizando substâncias que são vitais a todos os vegetais, como a celulose, o amido, os lipídeos e aminoácidos (muitos aminoácidos formam proteína).

Na realidade, o princípio ativo vegetal é a simbiose que existe entre a espécie humana e os vegetais. Esta relação simbiótica é tão antiga quanto à existência da vida sobre a Terra e, mesmo que não nos apercebamos, está incutida no dia a dia de nossas vidas. Veremos essa relação no capítulo do princípio energético.

Observamos, na natureza, que quando algumas espécies animais ficam doentes, instintivamente ingerem determinadas espécies de vegetais, sugerindo que esta relação simbiótica foi geneticamente incorporada. Você já deve ter visto, em algum momento, seu companheiro fiel, o cachorro, comer grama para melhorar a acidez do estômago.

A maior prova desta relação simbiótica são as vitaminas, substâncias produzidas por vegetais, indispensáveis às espécies animais por atuarem como cofatores em processos enzimáticos essenciais à vida.

As plantas que usamos tradicionalmente há milhares de anos, em nossa alimentação e nos temperos, são outra face desta relação simbiótica. Por isto, não existem plantas, desde tempos incontáveis, que não façam parte desta relação de simbiose.

Acreditem! Até as plantas lutam pela sobrevivência, para dar o melhor de si, que é o seu princípio ativo. Várias substâncias produzidas pelos vegetais têm funções de adaptação ao meio e são armas da competição biológica. De uma forma geral, vegetais cultivados em uma situação ótima, com adubo abundante e temperatura artificial e sem exposição à competição de espaço com outros vegetais, produzem uma quantidade mínima de princípios ativos; já vegetais sujeitos às adversidades do meio e à competição com outras plantas produzem muito princípio ativo.

Temos muito que aprender com as plantas. Também necessitamos de ambiente harmonioso e ideal de trabalho, cadeiras confortáveis, benefícios, receber o justo (o melhor adubo) por seu talento e esforços. Ou seja, sermos reconhecidos e recompensados, por nosso trabalho, financeiramente, seja pelo patrão ou pelos clientes.

Por outro lado, em minha opinião, a melhor forma de assassinar nosso potencial e nosso talento são as queixas sobre a competição, a jornada de trabalho prolongada e outros obstáculos no ambiente profissional.

Talvez a pressão do ambiente de trabalho ou os obstáculos na vida sejam oportunidades para o crescimento e o desenvolvimento do nosso talento, ou seja, do nosso "princípio ativo".

Um estudo recente sugere que estas substâncias têm importância vital na competição do vegetal em seu nicho ecológico. Outra alteração no nível de princípios ativos encontrada com muita frequência é a variação sazonal destas substâncias, determinando uma época ideal para a colheita dos vegetais, para que apresentem boa atividade terapêutica.

Um dos pontos que intrigam cientistas são as variações das estações; sugerem que estas substâncias possam ter importância em ciclos do vegetal, como floração ou frutificação, ou que sejam uma adaptação a uma situação climática. Daí certos vegetais suportarem climas frios, enquanto outros se desenvolvem em climas quentes. Existem os vegetais que sobrevivem apenas em climas secos, enquanto outros estão adaptados a climas úmidos; esse processo explica a "recompensa" da planta de não ter o movimento próprio; enquanto nós, animais, nos protegemos das variações climáticas buscando abrigo, os vegetais são obrigados a lançar mão de substâncias adaptogêneas para se defenderem.

É isso mesmo. Os nutrientes que citei na dietoterapia fazem parte destes grupos de "Adaptógenos".

Assim como os seres humanos, os vegetais também podem ser agredidos por fungos, bactérias, protozoários, vírus e não possuem sistema imunológico para se defenderem desta agressão. Princípios ativos, sintetizados por vegetais, exercem uma função de defesa contra agressões de parasitas biológicos. A utilização de substâncias com atividade antibiótica é uma possibilidade para explicar a presença de princípios ativos. Alguns princípios ativos com propriedades antibióticas de largo espectro são comuns a diversas espécies de ervas como o mentol e o borneol, que existem no hortelão, cânfora, gengibre, etc., sugerindo que sejam moléculas importantes para o equilíbrio biológico das plantas.

Com certeza você já deve ter tomado chás com aquele gosto nada agradável, para melhorar do resfriado!

As raízes costumam ter princípios ativos diferentes das folhas e caule, o que pode ser explicado pelo fato de as partes aéreas das plantas serem agredidas por agentes diferentes daqueles que agridem as raízes. Quando você enterra um caule na terra, pode observar que ele se transforma em raiz ou apodrece; quando apodrece, significa que foi invadido e destruído por bactérias. Entretanto, a raiz desenvolve debaixo da terra, sob o efeito e a proteção do princípio ativo.

Depois de tantas explicações, podemos concluir que muitos remédios alopatas vieram dos princípios ativos das plantas. Por exemplo, isolando a digoxina, princípio ativo da *Erva digitalis*, obtemos remédio para o coração. Mas então por que os remédios, ao contrário das plantas, provocam reações colaterais?

Primeiro estamos falando de um único princípio ativo, como a digoxina. É evidente que, se usarmos uma planta inteira – essa erva possui outros princípios que interagem entre si, que chamamos de Fitocomplexo – as interações entre esses princípios formam outra atividade terapêutica, que poderia reduzir seus efeitos colaterais. Por isso faz diferença tomar um único chá *in natura* que é a mistura de várias ervas, um único chá *in natura* reduz seus efeitos colaterais e cria um efeito sinérgico no organismo.

MAS O QUE É FITOCOMPLEXO?

É quando são reunidos todos os princípios ativos e as substâncias do vegetal. Geralmente os vegetais possuem uma gama variada e rica de princípios ativos; algumas plantas podem possuir de 30 até 100 substâncias, farmacologicamente ativas no seu interior e essa mistura, ao interagir com o corpo humano, produz efeitos muitas vezes diferentes da ação de um único princípio ativo isolado. É o fenômeno do sinergismo que pode curar doenças.

Por que alguns chás são tão amargos, com sabor horrível e ruins de tomar?

Quando se misturam vários tipos de chás e se forma o fitocomplexo, que vai gerar o poder da cura, interagindo no seu organismo, o resultado nem sempre é tão gostoso como gostaríamos. Podemos diferenciar vários tipos de princípios ativos com diferentes sabores, mas que têm semelhanças químicas e estruturais. Vamos citar alguns exemplos:

Taninos ou Substâncias Tânicas

Você já mordeu um caqui, uma banana verde ou uma goiaba verde? É isso mesmo, a sensação de "amarrar" a boca se chama adstringência e tem como função o tratamento de diarreia. Também tem ação antisséptica, cicatrizante e anti-inflamatória. Na minha época de estudante estávamos acampados no litoral norte, quando um colega de nossa turma se machucou. O ferimento sangrava muito e o pronto-socorro mais próximo estava a quatro horas de viagem de barco. Um outro colega, que estava conosco, ficou com diarreia, e passou muito mal. O que fazer?

Por sorte, encontrei uma goiabeira no meio do mato, carregada de frutos amarelos, com crostas marrons. Colhi as folhas e os brotos; amassei, fiz curativos na ferida do colega e "obriguei-os" a comer aquelas goiabas suspeitas; no dia seguinte os dois estavam curados! O machucado tinha cicatrizado. Você não acredita? Pois um dos personagens, o prof. Dr. Zamith, meu parceiro na universidade – éramos uma dupla e tanto – pôde testemunhar esse episódio.

Óleos essências, óleos aromáticos, óleos voláteis ou essências

Este grupo é o que tem a maior quantidade de ervas, e seu preparo deve ser a infusão, isto é, ferve-se a água, coloque os chás e tampe; se você ferver os chás, eles perdem sua propriedade, e, se não tampar, sua ação vai evaporar. Os místicos, bruxos, feiticeiros e toda a turma dizem que tampar a infusão pode "aprisionar" a alma das ervas!

Neste grupo, temos:

- **Carminativos:** para enjoo, tipo camomila, erva-doce e anis. Na próxima vez que estiver com problemas digestivos, faça infusão com esses chás. Para melhorar a digestão, o manjericão e aquele orégano que você encontra na pizza de muçarela ou *marguerita* são excelentes.
- **Calmantes:** melissa, alfazema e valeriana, que têm um cheiro horrível, garantem um bom sono!
- **Analgésicos:** cânfora, eucalipto e cravo-da-índia, como aquele cheiro que fica na boca, depois de fazermos um tratamento de canal no dentista.
- **Alcaloides:** este é o grupo de ervas que atuam no Sistema Nervoso Central do nosso organismo. É preciso tomar muito cuidado, porque podem ter efeitos seriíssimos! Em minha opinião devem ser prescritos por médicos. Seus princípios ativos são utilizados na fabricação da morfina, ópio, cafeína, etc. Por exemplo, uma infusão com meia flor de "saia branca" é suficiente para levar a uma "viagem" sem volta; provoca confusão mental, delírio e parada respiratória. Haja vista a proibição da efedra: seu princípio ativo – a efedrina, que muitos atletas tomam – é vendido em quase todas as academias de ginástica, para dar mais "pique", com a marca GNC. Salve-se quem puder!

- **Glicosídeos:** este é o grupo de maior importância clínica, pois quase todos os medicamentos alopáticos que tomamos surgiram por meio de pesquisas neste grupo. Os remédios que você toma para o coração, pressão alta, diabete, dor de cabeça, febre, cólicas, etc. têm algum tipo de relação com essas ervas.
- **Cardioativos:** assim como a digoxina que já falamos, esta outra erva tem efeito cardiotônico, mas nem pense em tomar sem acompanhamento médico, porque é muito tóxica!
- **Flavonoides:** são pigmentos amarelos de pétalas de flores, que são ótimos para o tratamento de problemas de coagulação e circulação. Também funcionam como diurético, para tirar aquele inchaço nas pernas, e servem para "matar" vírus e capturar radicais livres, que causam envelhecimento. Estão nas flores de calêndula, camomila, crisântemo, etc. Imagine toda a noite, antes de dormir, tomar chá de calêndula com crisântemo e acordar no dia seguinte menos inchado e mais jovem!
- **Glicosídeo alcoólico:** genina ou aglicona é um álcool, presente no salgueiro, com certeza você já tomou esse princípio ativo. Estudo das ações anti-inflamatórias do salgueiro levou à descoberta dos salicilatos e à síntese do ácido acetilsalicílico, a aspirina.
- **Antraquinônicos:** Que nome! Mas se você já tomou aquela fórmula para emagrecer... É isso mesmo, é a famosa Cáscara Sagrada que está em todas as fór-

mulas do emagrecimento; antraceno é muito amargo e estimula a defecação, pois, ao evitar a absorção de água pelas vilosidades intestinais, amolecem as fezes.

- **Saponina:** indicada para aumentar a quantidade de hormônios sexuais. É o caso do ginseng, tribulus e soja; como expectorante, o guaco; como diurético, o ipê.
- **Mucilagens:** são polissacarídeos. Você conhece a babosa? Tem alantoína, para quem sofre do estômago; mas, se você tem seborreia no couro cabeludo, caspa ou queda de cabelo, use a "baba" da babosa. Passe no cabelo, massageie e deixe por meia hora, tenho certeza de que você vai gostar... Use antes que fique "careca".

PRINCÍPIO ENERGÉTICO, O QUE É?

Na MTC, a planta tem o *Qi*, lembra-se da primeira parte do livro?

É a energia da planta, que a nossa medicina ocidental desconhece. Essa propriedade tem a função de penetrar nos meridianos do corpo humano. Esses meridianos são chamados de canais de *Qi*, por onde circula a energia; onde existe maior concentração desta energia está o que definimos como ponto de acupuntura. É nesses pontos de acupuntura – 腧穴 – que inserimos a agulha para o tratamento (consulte mais sobre o meridiano no livro

Ch'an Tao 2). Por isso, quando tomamos chá, além do seu princípio ativo também estaríamos incorporando o *Qi* das plantas, para regular a energia do nosso corpo.

O *Tratado de Outono e Primavera* – 秋季和春季条约escrito no século VIII a.C. no período de outono e primavera dos Estados Combatentes – 春秋戰国 – 750 a.C. a 403 a.C. – na China, já cita muitas plantas medicinais, com suas indicações sobre uso do princípio de cinco sabores – 五味 – amargo, doce, salgado, azedo e picante (*umami*) e suas propriedades energéticas, incluindo: calorificação e refrescamento – 熱和清爽 – como técnica de preparação.

A *1ª Matéria Médica* – 本草 – escrita pelo Shen-Nong, também conhecido na China como *Tratado de ShenNong* – 神農經 – descreve 364 substâncias usadas medicinalmente. Uma para cada dia do ano, com 252 plantas catalogadas do reino vegetal, 67 do reino animal (opoterapia) e 45 do reino mineral. Todos os medicamentos são avaliados em termos de suas propriedades energéticas (sabor, característica e local de ação), dose, efeitos, indicações e formas de preparação.

Na dinastia Han, por volta do ano zero na era cristã, foi escrito também outro livro chamado *Prescrições da Câmara Dourada* – 金匱要略 – (*TinQuanKing*), que se refere ao médico imperial, que trabalhava na Câmara Dourada, traduzida como "o cômodo do Imperador". Nesse livro descreve-se o tratamento de diversas doenças, utilizando-se acupuntura e fitoterapia. Para se ter uma ideia, já escolhiam um tipo de erva para cada tipo de biótipo e personalidade de cada pessoa. Dependendo do temperamento, personalidade, modo de viver e manifestação emocional, prescreviam-se a erva para atuar na terapêutica.

Na MTC, as ervas são classificadas em grupos de acordo com seus tipos de *Qi*, por exemplo:

- **Amornantes,** 溫暖劑: esse grupo de ervas é prescrito para combater doenças causadas por friagem ou doenças que consumiram o *Jing* e deixou uma sequela, como deficiência de *Qi*, ou seja, de energia; surgem então sintomas como extremidades frias, má circulação, pressão baixa, tonturas, fraqueza geral e até a anemia.

- **Sudoríferas,** 出汗劑: contra o bloqueio de *Qi*, porque ficar frequentemente em lugares úmidos, exposto a friagens, ingerir alimentos crus e bebidas geladas provocam bloqueios de circulação, causam doenças como resfriado, reumatismo, dor articular, bronquite e até pneumonia.

- **Purgantes,** 瀉藥劑: ervas que agem no tratamento de doenças obstrutivas, como, por exemplo: obstipação intestinal, o famoso intestino preguiçoso; digestão difícil, retenção de líquido; vesículas biliares que não funcionam, etc.

- **Refrescantes,** 涼爽劑: são ervas que atuam nas doenças de calor periféricas, tais como aftas, herpes, otites, rinites e sinusites, inflamações crônicas tanto na pele como no couro cabeludo (caspa), dermatites, doenças de pele.

- **Esfriantes, 冰凍結劑:** são indicados para pessoas com alterações de metabolismo como colesterol e triglicérides elevados, ácido úrico fora do controle e glicemia alta, servem também para doenças autoimunes ou infecções no organismo.

Outra classificação das ervas é pelo sabor (doce, amargo, ácido, adstringente, salgado, picante ou *umami*).

Para os chineses, cada erva tem um sabor diferente, e essa energia do sabor, o *Qi* do sabor, pode penetrar nos meridianos (circuitos de energia no corpo humano, mapeado há mais de 5 mil anos) do corpo humano, influenciando na sua função e fisiologia, fortalecendo para combater a doença.

Sabor doce: esse grupo de chás tem ação de relaxamento contra a congestão nos meridianos; o excesso alimentar provoca um congestionamento da circulação de *Qi* do baço e pâncreas, que se manifesta clinicamente em flatulência, má digestão, halitose, gastrite e colite; erva-doce, camomila, funcho, tanchagem e dente-de-leão podem desfazer esse congestionamento de *Qi*, por possuir energia de sabor doce.

O sabor amargo tem ação de facilitar o fluxo de *Qi*, nos meridianos do coração e do intestino delgado; é aquela sensação de um "nó" na garganta ou na "boca" do estômago, é a energia que parou de circular no pescoço ou no abdômen. Nesses casos, as ervas como carqueja e alcachofra facilitariam esse fluxo.

O sabor picante, por exemplo o gengibre, que tem a função de estimular a energia da circulação de *Qi* nos meridianos do pulmão e do intestino grosso, evitando a friagem, é o famoso "quentão" que bebemos na festa junina para afugentar o frio; e, se tiver cefaleia do tipo que ataca a fronte, tenho certeza de que pimenta-malagueta vai lhe ajudar.

Erva de sabor do tipo salgado vai ajudar a desfazer o excesso de "umidade" nos meridianos das articulações, que são doenças reumáticas; dessa forma, ervas como garra-do-diabo, unha-de-gato, erva-baleeira são indicadas.

O sabor azedo é a energia típica das ervas como maracujá, melissa, manjericão e alecrim, que vão controlar o excesso de atividade nos meridianos no nosso organismo.

É muito importante identificar e diagnosticar a patologia! Por exemplo, a enxaqueca, para nossa medicina ocidental, é tratada prescrevendo um remédio alopático, e está feito o tratamento. Mas, na MTC (Medicina Tradicional Chinesa), se discute de onde veio a enxaqueca, se ela ataca com a mudança de temperatura, e será prescrito um tipo de erva, como amornante; se a origem da enxaqueca é por estresse, que contrai a nuca e sobe a pressão sanguínea, a indicação da erva seria do tipo esfriante; se for trocado os tipos de ervas, vocês já imaginaram que consequência e dano iriam causar? Por isso, é importante ter um acompanhamento médico para o uso de ervas medicinais.

Vou dar um exemplo! Caso você não entenda não se preocupe, porque é "muito médico, muito técnico", mas é uma classificação acadêmica!

Cavalinha
(*Esquisetum arvense* – Weijing 问荆)

Princípios ativos:

Taninos, saponinas, flavonoides, alcaloides, óleos, oligoelementos, ácido sílico, equisetonina, canferol, isoquercentina, galutenonina, fitosterol, nicotina, Ca, Mg, Na, Mn, Cl, K, ácido gálico, ácido oleico, lineico, etc.

Ação farmacológica:

Diurética, hipoglicemiante, hemostática, anti-inflamatória, cicatrizante, adstringente e tônica.

Propriedades farmacológicas

- O ácido gálico, juntamente com o ácido sílico e os oligoelementos, são responsáveis pela capacidade diurética e remineralizante;
- Os taninos caracterizam a erva como adstringente, colaborando com a função hemostática;
- Os flavonoides representam a ação antibacteriana.

Princípios Energéticos:

- Fluxo de *Qi*, amargo. Neutro, esfriar
- Abertura para representação: rim e coração

Fito Complexo:
- Limpeza do calor
- Dispersa fogo
- Elimina congestão e calor
- Circular vias das águas

Indicações clínicas:
- Desobstrução nasal
- Patologias das vias respiratórias
- Uretrites, disúrias, oligirias
- Aterosclerose
- Hipertensão arterial
- Hemorragias tipo epistaxes e menstruais
- Edemas, inflamações
- Deficiências de oligoelementos, etc....

* * *

Na MTC, a fitoterapia é um dos pilares mais importantes para os chineses. É mais importante que a própria acupuntura, porque as pessoas tomam o chá como uma forma de preservar sua saúde. Por isso, quando você for à China perceberá que eles tomam chá o tempo todo, mesmo no calor de 38 graus! E o chá é bem quente! Por isso não estranhe quando você chegar a um hotel ou à casa de um amigo chinês e ele te oferecer um chá fervendo!

Através do princípio ativo e energético, vim apresentar para o Ocidente a maneira e o costume do uso dessas plantas que curam. Descrevi por meio de uma classificação por sistema de patologia uma lista de ervas para compartilhar com todos os leitores.

Nesta lista de ervas medicinais, podemos observar que uma erva utilizada para curar a doença de um determinado sistema fisiológico pode também agir em outra. Isto ocorre porque uma mesma erva pode possuir vários tipos de princípio ativo e uma múltipla atividade do princípio energético.

Ervas que agem no Sistema Urinário
(ação diurética, combate cistite, dissolve ou elimina cálculos no rim, ureter ou bexiga)

Abacateiro (*Persea americana*)
Diurética, cálculos renais, afecções hepáticas, ácido úrico.

Abutua (*Chondodendron platyphyllum*)
Inflamação do útero, mioma, hipermetrorragia, rins e bexiga, cólicas renais e uterinas.

Alcachofra (*Cynara scolymus*)
Diurética, hepática, icterícias, diminuição do colesterol, facilita digestão, é colagoga, auxilia a secreção de biles.

Algodoeiro (*Gossypium herbaceum*)
Afecções dos rins, aumenta a lactação.

Amoreira (*Morus nigra*)
Diurética, repositor hormonal, eficaz nos problemas de menopausa, dor articular, reumatismo, tosse, bronquites.

Aperta-Ruão (*Piper aducum*)
Mau hálito, afecções das vias urinárias, em banhos para prolapso do útero, hipermetrogia.

Aroeira (*Shicus molle*)
Antidiarreica, balsâmica; favorece as vias urinárias, a via respiratória; trata furúnculos, eczemas.

Assa-Peixe (*Vernonia polyanthes*)
Bronquites catarrais e asmáticas, tosses rebeldes, pedra nos rins, acido úrico.

Bétula (*Betula alba*)
Afecções reumáticas, artrites, infecções do trato urinário, psoríase.

Cana-do-Brejo (*Costus spicatus*)
Diurético, depurativo, anti-inflamatório, para tratar cistite, uretrite.

Cassaú (*Aristolochia cymbifera*)
Diurético, estimulante.

Cavalinha (*Equisetum hiemale*)
Revitalizante, diurético, trata ácido úrico, inchaço, pressão alta.

Centella-Asiática (*Hydrocotyle asiatica*)
Trata celulite, gordura localizada, auxilia o Sistema Circulatório, trata varizes e teleangioectasias.

Chapéu-de-Couro (*Echinodorus macrophyllus*)
Diurético, trata erupções cutâneas, gota, ácido úrico.

Cipó-Cabeludo (*Mikania hirsutissima*)
Cistite, uretrite, diminui a eliminação de albumina e o colesterol elevado.

Cipó-Prata (*Banisteria argyrophylla*)
Diurético, diminui acido úrico, cálculos renais.

Damiana (*Turnera diffusa*)
Expectorante, trata incontinência urinária.

Douradinha (*Walteria douradinha*)
Diurética, depurativa, trata afecções cutâneas, ácido úrico, possui ação cardiotônica.

Estigma-de-Milho (*Zea mays*)
Diurético, diminui ácido úrico, sedativo da cólica renal, nefrite, cistite, pressão alta, diabetes.

Jatobá (*Hymenaca stilbocarpa*)
Trata diarreia, cólicas intestinais, afecções urinárias, prostatite, bronquite.

Quebra-Pedra (*Phyllanthus niruri*)
Trata afecções das vias urinárias, cálculos renais, hepatite de tipo B.

Uva-ursira (*Arctostaphylos uva-ursi*)
Inflamações renais crônicas, hipertrofia da próstata, incontinência urinária, pressão alta.

Verbena (*Verbena offlcinalis*)
Hepatoprotetor, trata debilidade orgânica, afecções renais.

Zimbro (*Juniperus communis*)
Diurético, balsâmico, estomático.

Ervas que atuam no Sistema Respiratório
(combate tosses e possui ação expectorante, trata faringites, laringites, bronquites, infecção das vias aéreas superiores: IVAS)

Alcaçuz (*Periandra dulcis*)
Bronquite, laringite, tosse, inflamações do ventre e vias urinárias, gastrite, úlceras.

Alecrim (*Rosmarinus offlcinalis*)
Tônico, trata afecções das vias respiratórias e serve para banhos relaxantes.

Alfavaca (*Ocimum canum*)
Tem função digestiva, trata gastralgia, gases, estafa nervosa, aftas, bronquite, gripes fortes.

Alfazema (*Lavandula offlcinalis*)
Calmante, trata vertigens, asma, rinite, enxaqueca, gases intestinais e tem ação analgésica.

Aroeira (*Shicus molle*)
Antidiarreica, tem ação balsâmica, trata problemas nas vias urinárias e respiratórias, furúnculos.

Assa-Peixe (*Vernonia polyanthes*)
Bronquites catarrais e asmáticas, tosses rebeldes, pedra nos rins.

Carobinha (*Jacarandá caroba*)
Depurativa, é cicatrizante de feridas, trata inflamações de garganta.

Damiana (*Turnera diffusa*)
Expectorante, trata incontinência urinária.

Efhedra (*Ephedra distachya*)
Trata asma, rinite e urticária.

Embaúba (*Cecropia hololeuca*)
Trata diabetes, bronquite, tosse, tem efeito astiespasmódico e vermífugo.

Emburana (*Torresea cearensis*)
É fortalecedor das vias respiratórias, trata cólicas intestinais e uterinas.

Equinácea (*Echinacea angustifolia*)
Trata infecções virais e bacterianas, gripes, resfriados, ar reumatoide.

Eucalipto (*Eucalyptus globulus*)
Expectorante, tem efeito sedativo da tosse e desinfetante das vias respiratórias.

Guaco (*Mikania glomerata*)
Expectorante, trata tosse, bronquite, resfriados, inflamações de garganta.

Jaborandi (*Pilocarpus microphyllus*)
Trata bronquite aguda, cólicas intestinais e hepáticas, AR, tem ação expectorante.

Jatobá (*Hymenaca stilbocarpa*)
Diarreia, cólicas intestinais, problemas nas vias urinárias, prostatite, bronquite, tosse com catarro.

Lírio (*Iris orentina*)
Expectorante, trata bronquite, asma, dores abdominais e diarreia.

Lobélia (*Lobelia in ata*)
Expectorante, trata asma, tosse, bronquite e coqueluche.

Malva (*Sida cordifolia*)
Trata inflamações da pele, boca e problemas respiratórios.

Mastruço (*Lepidium sativum*)
Fortalecedor pulmonar, trata gastrite, tem ação cicatrizante.

Mil-Folhas (Aquileia) (*Achillea millefolium*)
Expectorante, adstringente, é um tônico amargo.

Poejo (*Mentha pulegium*)
Expectorante, trata gripes, resfriados, tosse crônica, asma.

Sabugueiro (*Sambucus nigra*)
Afecções catarrais, febres, resfriados, catapora e sarampo.

Tanchagem (*Plantago major*)
IVAS, bronquite, gengivite, úlceras varicosas, inflamações uterinas.

Tomilho (*Thymus vulgaris*)
Antisséptico das vias respiratórias e intestinais, antiespasmódico, vermífugo.

Thuia (*Thuya occidentalis*)
Expectorante, trata verrugas e reumatismo, tem função estimulante.

Ervas que agem no Sistema Ginecológico

Abutua (*Chondodendron platyphyllum*)
Inflamação do útero, rins e bexiga, cólica renal e uterina.

Agoniada (*Plumeria lancifolia*)
Inflamação do útero, ovários e menstruações difíceis.

Algodoeiro (*Gossypium herbaceum*)
Afecções dos rins, aumenta a lactação.

Amoreira (*Morus nigra*)
Diurética, repositora hormonal, eficaz nos problemas de menopausa.

Aperta-Ruão (*Piper aducum*)
Mau hálito, afecções das vias urinárias, em banhos para prolapso do útero.

Arruda (*Ruta grayeolens*)
Menstruação escassa, tem ação vermífuga e calmante.

Artemísia (*Artemisia vulgaris*)
Nevralgia, cólica menstrual, é vermífugo, auxilia o sistema circulatório.

Calêndula (*Calendula offlcinalis*)
Cicatrizante, regula a menstruação e ameniza os sintomas dolorosos.

Emburana (*Torresea cearensis*)
Fortalecedora das vias respiratórias, trata cólicas intestinais e uterinas.

Louro (*Laurus nobilis*)
Nevralgia, cólicas estomacais e menstruais.

Nogueira (*Juglans regia*)
Trata problemas na bexiga, inflamações de útero e ovário.

Peônia (*Paeonia offlcinalis*)
Analgésico, anti-inflamatório, antiespasmódico.

Rosa-Branca (*Rosa centifolia*)
Inflamações uterinas, problemas nos rins, laxante suave.

Tanchagem (*Plantago major*)
Afecções das vias respiratórias, bronquite, gengivite, inflamações uterinas.

Ervas que agem no Sistema Psíquico
(ação tônica e sedativa)

Alecrim (*Rosmarinus offlcinalis*)
Tônico, trata afecções das vias respiratórias e favorece banhos relaxantes.

Alfazema (*Lavandula offlcinalis*)
Calmante, trata vertigens, tem ação analgésica, trata asma, rinite, enxaqueca, gases intestinais.

Anis-Estrelado (*Illicium verum*)
Relaxante, trata insônia, gases intestinais, tem ação digestiva.

Alfafa (*Medicago sativa*)
Raquitismo, é relaxante muscular.

Artemísia (*Artemisia vulgaris*)
Nevralgia, cólica menstrual, vermífugo, tem função circulatória.

Barbatimão (*Styphnodendron barbatimão*)
Fraqueza em geral, antidiarreico, anti-hemorrágico.

Carqueja (*Baccharis genistelloides*)
Tônico, diurético, depurativo, trata anemia, colesterol alto e diabetes.

Caçaú (*Aristolochia cymbifera*)
Diurético, estimulante.

Catuaba (*Trichilia catigua*)
Energético, falta de memória, tônico geral.

Cavalinha (*Equisetum hiemale*)
Revitalizante, diurético, trata ácido úrico, inchaço.

Erva-Cidreira (*Cymbopogon citratus*)
Insônia, palpitações, gases, dores de cabeça.

Jasmim (*Jasminum pubescens*)
Digestivo e relaxante, trata falta de ar, cólica e insônia.

Louro (*Laurus nobilis*)
Nevralgia, cólicas estomacais e menstruais.

Lúpulo (*Humulus lúpulos*)
Trata úlcera, insônia crônica, ansiedade, taquicardia, tem função calmante.

Maracujá (*Passi ora alata*)
Calmante, sedativo leve, trata insônia, dores de cabeça, reumatismo.

Marapuama (*Ptychopetalum olacoides*)
Esgotamento físico e mental.

Melissa (*Melissa offlcinalis*)
Sedativa, diurética, trata dores de cabeça.

Mulungu (*Erythrina mulungu*)
Sedativo, trata insônia crônica, asma, hepatite.

Noz-de-Cola (*Cola vera*)
Tônico geral, adstringente, depurativo.

Pfaffla (*Pfaffla paniculata*)
Energético físico e mental, icterícia.

Rauwolfla (*Rauwolfla sellowii*)
Sedativa, tranquilizante, regulariza a pressão arterial.

Sálvia (*Salvia offlcinalis*)
Tônico geral, digestivo, trata debilidade nervosa.

Sucupira (*Bowdichia virgilioides*)
Tônico, úlceras, dermatoses, reumatismo agudo, anti-diabético.

Tília (*Tilia cordata*)
Antidepressivo, calmante, histeria, dores gástricas.

Valeriana (*Valeriana offlcinalis*)
Sedativa, histeria, insônia crônica e estresse.

Ervas que agem no Sistema Ortopédico e Reumatológico

Arnica (*Solidago microglossa*)
Traumatismos, reumatismos, artrite, artrose, dores.

Bétula (*Betula alba*)
Afecções reumáticas, artrite, infecções do trato urinário, psoríase.

Cipó-Cruz (*Chioccoca brachiata*)
Reumatismo, diabetes, acido úrico, inchaço.

Cordão-de-Frade (*Leonotis nepetaefolia*)
Antiespasmódico estomacal, trata cólicas, fraqueza geral, reumatismo.

Equinácea (*Echinacea angustifolia*)
Infecções virais e bacterianas, gripes, resfriados, artrite reumatoide.

Erva-Baleeira (*Cordia verbenacea*)
Anti-inflamatória, antirreumática.

Garra-do-Diabo (*Harpagophytum procumbens*)
Reumatismo sanguíneo, esporão, gota, tem ação desintoxicante.

Jaborandi (*Pilocarpus microphyllus*)
Bronquite aguda, tem ação expectorante, trata cólicas intestinais e hepáticas, afecções reumáticas.

Peônia (*Paeonia offlcinalis*)
Analgésico, tem ação anti-inflamatória e antiespasmódica.

Piti/Guiné (*Petiveria alliacea*)
Anti-inflamatório, antirreumático e imunoestimulante.

Sucupira (*Bowdichia virgilioides*)
Tônico, trata úlceras, dermatoses, reumatismo agudo, é antidiabético.

Thuia (*Thuya occidentalis*)
Expectorante, trata verrugas e reumatismo, tem função estimulante.

Velame-do-campo (*Crotom campestris*)
Depurativo, trata reumatismo e eczema.

Ervas que agem no Sistema Dermatológico

Aroeira (*Shicus molle*)
Barbatimão (*Styphnodendron barbatimão*)
Bétula (*Betula alba*)
Cajueiro (*Anacardium occidentale*)
Calêndula (*Calendula offlcinalis*)
Carobinha (*Jacaranda caroba*)
Centella-Asiática (*Hydrocotyle asiatica*)
Cipó-Suma (*Anchieta salutares*)
Congonha-de-Bugre (*Cordia eucalyculata*)
Douradinha (*Walteria douradinha*)
Equinácea (*Echinacea angustifolia*)
Erva-Baleeira (*Cordia verbenacea*)
Espinheira-Santa (*Maytenus ilicifolia*)
Guaçatonga (*Casearia sylvestris*)
Lúpulo (*Humulus lupulus*)
Malva (*Sida cordifolia*)
Mastruço (*Lepidium sativum*)
Salsaparrilha (*Ismilax offlcinalis*)
Sucupira (*Bowdichia virgilioides*)
Taiuiá (*Trianosperma flcifolia*)
Tanchagem (*Plantago major*)
Thuia (*Thuya occidentalis*)
Urtiga (*Urtiga dioica*)
Velame-do-campo (*Crotom campestris*)

Ervas que agem no Sistema Metabólico
(ácido úrico e colesterol)

Alcachofra (*Cynara scolymus*)
Bardana (*Arctium lappa*)
Boldo-do-chile (*Peumus boldus*)
Carqueja (*Baccharis genistelloides*)
Cavalinha (*Equisetum hiemale*)
Chapéu-de-Couro (*Echinodorus macrophyllus*)
Cipó-Cruz (*Chioccoca brachiata*)
Cipó-Prata (*Banisteria argyrophylla*)
Douradinha (*Walteria douradinha*)
Estigma-de-Milho (*Zea mays*)
Garra-do-Diabo (*Harpagophytum procumbens*)
Jambolão (*Syzygium jambolanum*)
Noz-de-Cola (*Cola vera*)
Salsaparrilha (*Ismilax offlcinalis*)
Zedoária (*Curcuma zedoaria*)

Ervas que agem contra o Diabetes

Cajueiro (*Anacardium occidentale*)
Carqueja (*Baccharis genistelloides*)
Embaúba (*Cecropia hololeuca*)
Jambolão (*Syzygium jambolanum*)
Losna (*Artemisia absinthium*)
Pata-de-Vaca (*Bauinia forflcata*)

Pedra-Ume-Caá (*Myrcia sphaerocarpa*)
Sucupira (*Bowdichia virgilioides*)

Ervas que agem no Sistema Cardiovascular

Angélica (*Archangelica offlcinalis*)
Cactus (*Cereus grandi orus*)
Castanha-da-índia (*Aesculus hippocastanum*)
Centella-Asiática (*Hydrocotyle asiatica*)
Douradinha (*Walteria douradinha*)
Ginkgo-Biloba (*Ginkgo biloba)*
Hamamélis (*Hamamelis virginiana*)
Lúpulo (*Humulus lupulus*)
Pau-D'arco (Ipê-Roxo) (*Tabebuia avellanedae*)
Rauwolfla (*Rauwolfla sellowii*)
Sete-Sangrias (*Cuphea balsamona*)

Ervas que agem contra a Hepatite e tem função hepatoprotetora

Abacateiro (*Persea americana*)
Alcachofra (*Cynara scolymus*)
Boldo-do-chile (*Peumus boldus*)
Dente-de-Leão (*Taraxacum offlcin*ales)
Jurubeba (*Solanum paniculatum*)
Losna (*Artemisia absinthium*)
Macela (*Achyrocline satureoides*)

Mulungu (*Erythrina mulungu*)
Pariparoba (*Piper umbellatum*)
Pfaffla (*Pfaffla paniculata*)
Picão-Preto (*Bidens pilosos*)
Quebra-Pedra (*Phyllanthus niruri*)
Verbena (*Verbena offlcinalis*)

REFERÊNCIAS

Quero expressar a minha imensa gratidão pela contribuição dos autores por meio de seus livros, *blogs* e *sites* pela inspiração deste livro. Sem seus ensinamentos, não poderia aprender tantas coisas e compartilhar com todos os leitores. Meu mestre dizia que a gratidão abre o coração e o deixa preparado para receber o mais importante na vida – o saber!

BIBLIOGRAFIA

(Organizado por Robson Teixeira Novaes).

A arte da guerra os treze capítulos originais – Sun Tzu.

A doença como caminho: uma visão nova da cura como ponto de mutação em que um mal se deixa transformar em bem – Thorwald Dethlefsen; Rüdiger Dahlke.

A doença como símbolo pequena enciclopédia de psicossomática: sintomas, significados, tratamentos e remissão – Rüdiger Dahlke.

A doutrina zen da não-mente – D. T. Suzuki.

A economia do cedro uma revolução em curso: defina o seu papel, as oportunidades e as possibilidades do Brasil neste novo mundo – Carlos Alberto Júnior.

A essência da meditação budista a prática da recordação – Bhikkhu Mangalo.

A essência da mente usando o seu poder interior para mudar – Steve Andreas; Connirae Andreas.

A essência dos ensinamentos de Buda – Thich Nhat Hanh.

A força dos modelos mentais – Yoram (Jerry) Wind; Colin Crook; Robert Gunther.

A linguagem dos sentimentos – David Viscott.

A meditação ao alcance de todos – Ven. Henepola Gunarátana.

A mente na psicologia budista – Hebert V. Guenther; Leslie S. Kawamura.

A psicodinâmica do amor o equilíbrio entre as paixões – Nelson Mônaco Carboni.

A tigela e o bastão: 120 contos zen narrados pelo mestre – Taisen Deshimaru.

A verdade (a doutrina de Buda) – Bukkyo Dendo Kyokai.

A whole new mind why right-brainers will rule the future – Daniel H. Pink.

Acupuntura e psicologia – Dr. Yves Requena.

Além da inteligência emocional – Roberto Lira Miranda.

As máscaras de deus mitologia oriental – Joseph Campbell.

Buddhismo e christianismo: esteios e caminhos – Arthur Shaker.

Budismo história e doutrina – Dennis Gira.

Cartas entre amigos sobre medos contemporâneos – Fábio de Melo; Gabriel Chalita.

Cem bilhões de neurônios: conceitos fundamentais de neurociência – Roberto Lent.

Chan Tao conceitos básicos: Medicina Tradicional Chinesa Lien Ch'i e meditação – Jou Eel Jia.

Chan Tao: a essência da meditação – Jou Eel Jia.

Contos das quatro estações – Flavio de Souza.

Coração de sabedoria um comentário ao sutra coração – Geshe Kelsang Gyatso.

Corpo em equilíbrio: o poder do mito a das histórias para despertar e curar as energias físicas e espirituais – Nancy Mellon; Ashley Ramsden.

Dalai Lama todos os dias: 365 meditações – Sabino Ferreira Affonso.

E o cérebro criou o homem – António R. Damásio.

Enciclopédia das ervas e plantas medicinais – René Morgan.

Ensinamentos sobre o amor: desenvolvendo a capacidade de amar com alegria e compaixão – Thich Nhat Hanh.

Fisiologia e patologia dos fluidos na medicina tradicional chinesa – Steven Clavey.

Fórmulas e receitas da medicina chinesa – Xu Ling.

Gurdjieff fala a seus alunos – G. I. Gurdjieff.

Inteligência um conceito reformulado – Dr. Howard Gardner.

Introdução ao zen-budista – Daisetz Teitaro Suzuki.

Medicina psicossomática – A. C. Pacheco e Silva.

Meditação e a conquista da saúde – Lawrence Leshan.

Meditação na ação – Chögyam Trungpa.

Meditação para crianças – Deborah Rozman.

Meditações: visualização criativa e exercícios meditação para harmonizar a sua vida – Shakti Gawain.

Neurociência básica: anatomia e fisiologia – Arthur C. Guyton.

O arqueiro zen e a arte de viver uma flecha, uma vida – Kenneth Kushner.

O budismo esotérico – A. P. Sinnett.

O cérebro emocional os misteriosos alicerces da vida emocional – Joseph Ledoux.

O despertar do coração budista integrando amor, significado e conexão a cada parte de sua vida – Lama Surya Das.

O despertar para o Tao – Liu I-Ming.

O espírito do zen – Alan W. Watts.

O livro da meditação – Mirna Grzich.

O livro dos segredos: descobrindo as dimensões ocultas da sua vida – Deepak Chopra.

O médico quântico – Amit Goswami.

O mistério da consciência – António Damásio.

O que é a conscienciologia – Waldo Vieira.

O zen – Jean-Michel Varenne (oriente secreto).

O zen e a experiência mística – Alan W. Watts.

O zen e nós – Karlfried Graf Dürckheim.

O zen na arte da cerimônia das flores – Gusty L. Herrigel (prefácio de Daisetz T. Suzuki).

O zen na arte da pintura – Helmut Brinker.

O zen na arte de conduzir a espada – Reinhard Kammer.

O zen nas artes marciais – Joe Hyams.

Obstetrícia e ginecologia em medicina chinesa – Giovanni Maciocia.

Os chacras: estrutura psicofísica do homem: um guia para o auto-conhecimento segundo a ciência dos Vedas – Peter Rendel.

Os chakras os centros magnéticos vitais do ser humano – C. W. Leadbeater.

Os estágios da meditação – Dalai Lama.

Os fundamentos da medicina chinesa – Giovanni Maciocia (prefácio de Dr. Su Xin Ming).

Pedagogia do amor – Gabriel Chalita.

Plantas medicinales – Pío Font Quer.

Plantas terapêuticas – Sérgio Franceschini Filho.

Prática da medicina tradicional chinesa – Professor Xie Zhufan.

Projeto felicidade: como nos libertar da dor que infligimos a nós mesmo e aos outros – Ron Leifer.

Psicologia médica – Darcy de Mandonça Uchôa.

Shodoka o canto do Satori imediato: o texto sagrado essencial do zen – Yoka Daïshi (Tradução e comentários do mestre Taïsen Deshimaru Roshi).

Síndromes Zang Fu: diagnóstico diferencial e tratamento – John Mcdonald; Joel Penner.

Sinopse das prescrições da câmara dourada com 300 casos – Zhang Zhongjing.

Sócrates, Jesus, Buda: três mestres de vida – Frédéric Lenoir.

Tao: transformação da mente e do corpo – Huai-Chin Nan (segundo a versão inglesa de Wen Kuan Chu, Phd.).

Tirando o poder da mente terapia vivencial – Dr. Sérgio Bella; Dr. Gustavo Bearzi.

Tratado clássico de acupuntura e moxabustão – Huang Fu Mi (tradução ao português Prof. Victor lima).

Tratamento da dor por meio de fitoterapia chinesa e acupuntura – Sun Peilin.

Unidade na diversidade – O. P. Ghai.

Vivendo Buda, vivendo Cristo – Thich Nhat Hanh.

Você é do tamanho de seus sonhos – César Souza.

Zen: experiência direta de libertação – Nelson Coelho.

Sites:

http://budismonobrasil.blogspot.com.br/2011/02/buda-da-medicina.html

http://www.suapesquisa.com/pesquisa/cinco_sentidos.htm

http://clebermdias.blogspot.com.br/

http://www.das.ufsc.br/~andrer/ref/bibliogr/filos/criat/criat1.htm

http://caminhonobre.com.br/2011/11/10/auto-sabotagem/

http://www.fernandooliveira.com.br/blog/arriscar-nada-e-arriscar-tudo/

http://criatividadeaplicada.com/2007/04/09/pensamento-lateral-como-se-libertar-dos-bloqueios-mentais/

http://www.administradores.com.br/informe-se/artigos/a-tragedia-das-ideias-perdidas/55679/

http://www.selftreinamentos.com.br/como-lideres-inovadores-tratam-as-ideias-criativas/

http://ibraphema.com.br/

http://amcbr.com.br/

http://www.drjou.com.br/

http://www.facebook.com/pages/Dr-Jou-Eel-Jia/107859495931218?ref=ts